《开启创新路 放飞中国梦》
少儿科普图书

趣话眼睛

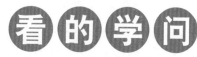

湖北省科普作家协会 组编

袁伯伟 主编

U0391424

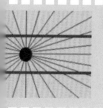
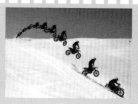
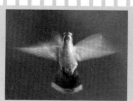
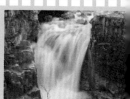

长江出版社

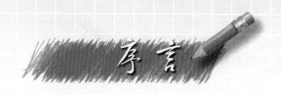

序言

　　"中国梦"是民族的梦，是国家的梦，更是每一个中国人的梦。

　　我们相信，有梦想才会有希望，有希望才会有未来。梦想照亮人生，梦想改变世界，梦想创造历史！

　　少年梦托起中国梦，少年决定着的国家未来：少年智则国智，少年强则国强，少年有梦则民族有望，少年追梦则国家兴旺。

　　自古英雄出少年。"好奇、好问、好动、好学、好梦"是少儿共有的天性。

　　让好奇变成兴趣、变成探索、变成智慧、变成梦想、变成现实！

　　好梦需要激发、需要引导、需要启迪、需要畅想；

　　圆梦需要激情、需要智慧、需要行动、需要创新！

　　创新驱动发展是面向未来的国家重大战略，决定着中华民族的前途命运。

　　湖北省科普作家协会、湖北省创新研究会联手策划这套《开启创新路 放飞中国梦》少儿科普丛书，目的只有一个：以创新的理念、思想、方法、案例作主线，为中国梦、少年梦"煽风点火""铺路搭桥"。

　　丛书的对象是"少儿"、形式是"科普"。我们以有趣的故事、形象的图画，加之辩证分析、设问互动等内容和方式来传播知识、启迪思想、激发正能量，让"亲和力、吸引力和感染力"兼顾并重。

丛书编委会

2014 年 9 月

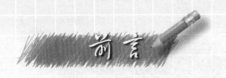

眼睛是心灵的门窗，也是智慧的门窗！

须知：大千世界的各种信息，90%来自于眼睛；观察是人们认识世界的开始，科学始于好奇，发现始于观察。我国地质学家李四光曾说："观察是得到一切知识的一个首要步骤。"苏联著名教育实践家和教育理论家苏霍姆林斯基认为："观察对于儿童之必不可少，正如阳光、空气、水分对于植物之必不可少一样。在这里，观察是智慧的最重要的能源。从观察中不仅可以汲取知识，而且知识在观察中可以活跃起来，知识借助观察而进入。"

观察的核心是看。看的器官是眼睛，但有眼睛不见得会看——"有眼无珠、眼大无光、睁眼瞎"是也；或许还会骗你——眼见未必为实啊！

如何才能用好眼睛，既能看到问题，又能看出机遇；既能看见现象，又能看透奥秘？

有目的、有计划地看就是观察，观察须有方法，观察更须动脑！

我们将以大量生动有趣形象的案例、图片来系统认识"眼睛"，了解观察的学问，收获观察的精彩！

目录

科学"看"眼睛

眼睛，是人体"五官"（耳、目、口、鼻、舌）中最为娇贵的器官。

眼睛，既是认识世界的窗口：大千世界的万事万物，都需要眼睛去辨识；

眼睛，又是日常活动的窗口：衣食住行、学习游戏，都需要眼睛作向导；

眼睛，还是感情表达的窗口：喜怒哀乐、爱恨亲疏，都能用眼睛来表达；

眼睛，竟是身份设别的窗口：利用眼球的视网膜、虹膜或者眼球的运动特征，都可以作为人体生物识别的依据，不仅比声音、指纹、笔迹等传统设别更为方便、准确，而且能进一步用于智能控制、智能管理。

集"知识的门窗、生活的门窗、心灵的门窗、设别的门窗"于一身，眼睛就显得非同寻常，特别重要啦。

但是，眼睛也十分娇气喔！眼睛容不下细微的杂质，也经不起粗暴的对待，需要关心呵护。不是吗？人们在形容什么珍稀宝贝的时候，就会说"要像爱护眼睛一样的爱护它"呵！

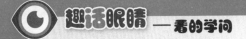

所以，为了用好眼睛，我们得了解眼睛，科学地认识眼睛。

1. 眼睛的组织结构

利用医学提供的眼球侧面结构图，参照照相机的结构，让我们来认识眼球的主要部位。

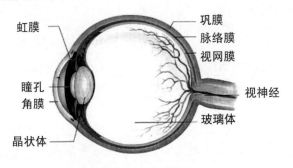

虹膜
巩膜
脉络膜
视网膜
瞳孔
角膜
视神经
玻璃体
晶状体

眼球的基本结构和功能

(1) 角膜——镜头

是光线进入眼球的第一道关口，在眼球正前方，俗称"黑眼珠"。角膜实际上透明无瑕，只是由于眼球壁的其他部分好像照相机的暗箱，才产生黑的感觉。

(2) 瞳孔——光圈

瞳孔，俗称"瞳仁"，直径为 2.5 ~ 3 毫米。瞳孔会随着外面光线的强弱而缩小或变大，以使眼睛里接受的光线恰到好处。一旦失调，则曝光不当。

(3) 晶状体——全自动变焦镜头

晶状体，位于瞳孔虹膜后面，呈双凸透镜。正常人既能看近又能看远，全依赖于晶状体凸起程度的调节，使光线能聚焦在视网膜上。如果调节发生偏差，则就出现近视、远视或散光、老花眼。如果晶状体变混浊，就称为白内障。

(4) 视网膜——胶卷

视网膜，起感光功能。感光最敏锐的那部分，称为黄斑。通过视网膜的感光来区分外界事物的明暗和颜色。

(5) 虹膜——光圈的叶片

虹膜，相当于相机光圈的叶片，以此来控制调节瞳孔的缩小变大。根据虹膜内含色素的不同，虹膜呈现不同的颜色。白种人虹膜色素较少，呈灰蓝色；黄种人色素较多，呈棕黄色；黑人色素最多，呈黑色。

(6) 巩膜——相机壳

巩膜，对眼球的内部结构起保护作用，白色不透明，厚约1毫米，占据整个眼球后面约5/6的范围，俗称眼白。

2. 眼睛的科学保护

科学用眼、保护眼睛，每个人都必须重视，要从小养成良好的爱眼、护眼好习惯。

(1) 姿势、场所：看书写字时，桌椅高度必须按身高调整。姿势要端正，抬头挺胸，距离桌面以

30 ~ 40 厘米为宜，且视线与书本须垂直，不可靠近桌面。灯光宜从左上方照射且光线要充足。不看字体太细小或模糊的印刷品。不要在晃动的车厢内阅读。

(2)时间：连续写字、阅读每40分钟须休息5 ~ 10分钟。每天放学后在家用眼力时间（含看书、写字、电视、电脑、小说、玩具、钢琴等）以不超过两小时为原则，以免眼睛过度疲劳。

(3)电视：眼睛保持与电视画面尺寸6 ~ 8倍的距离。看电视时，每隔30分钟须休息5 ~ 10分钟，连续看电视绝对不可超过1小时以上。看电视时，室内保持足够的光线亮度。

(4)电脑：每工作半小时须休息5 ~ 10分钟。装置滤光片以防止反射光。电脑荧光屏与眼睛距离在60 ~ 70厘米之间，荧光屏上端要略低于视平线，并作10° ~ 20° 微小后倾。每天使用时间不宜超过4小时。

(5)营养：均衡饮食，不挑食。经常摄取维生素A，多食用对眼睛有保健作用的食物，如胡萝卜、番茄、菠菜或深绿色、深黄色蔬菜、蛋黄、肝脏等。

(6)环境与运动：多接触大自然、多看远方绿色景物。多做户外运动。

1 "看"的魔力

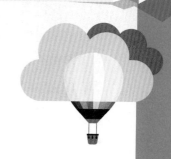

眼睛的功能就是"看",只要睁开眼睛,就都会看、都能看!的确,通常的看就像拍照取景,但只能是对事物作简单的表面的认识了解。而真正的看则需要心脑并用,很有讲究,也很有魔力。你相信吗?很多奇迹与成就,居然源自于"看"!

大家都喜欢孙悟空吧,他聪明机灵、善良勇敢,在保护唐僧西天取经的过程中,常常看到他一个筋斗翻入云端,以手遮额,通过看来探寻西天取经"路在何方?"再是圆睁火眼金睛,通过看来揭穿变化伪装成老人、美女的妖魔鬼怪。显然,孙悟空的"看",就非同寻常!

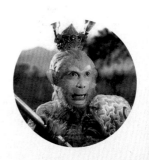

其实,在历史故事、科学家故事以及日常生活中,"看"的魔力精彩纷呈——

一、"看"能救命

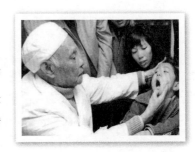

我们都知道,中国的传统中医博大精深,非常神奇。中医治病诊断的最主要的方法是"看",即望诊:观察病人形体、面色、舌体、舌苔,根据形色变化确定病位、病性。凡能用眼睛看到的都要观察,包括病人的神色、体型、皮肤颜色、大便、小便、痰等。名扬千秋的历代神医,其神就神在他们神奇的"看"的功夫。

1. 扁鹊见蔡桓公的故事

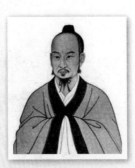

扁鹊

扁鹊(公元前407—310年),其真名叫秦越人,扁鹊是古人对医术高超的医生的特别爱称——就像喜鹊一样,所到之处能带来喜讯,带来安康!

扁鹊来到了蔡国,桓公知道他声望很大,便宴请扁鹊,他见到桓公以后说:"君王有病,就在肌肤之间，不治会加重的。"桓公不信，还很不高兴。10天后，扁鹊再去见他，说道："大王的病已到了血脉，不治会加深的。"桓公仍是不信，而

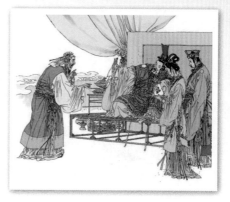

扁鹊见蔡桓公

且更加不悦了。又过了10天，扁鹊又见到桓公时说，"病已到肠胃，不治会更重"，桓公十分生气，他讨厌别人说他有病。10天又过去了，这次，扁鹊一见到桓公，就赶快避开了，桓公十分纳闷，就派人去问，扁鹊说："病在肌肤之间时，可用熨药治愈；在血脉，可用针刺、砭石的方法达到治疗效果；在肠胃里时，借助酒的力量也能达到；可病到了骨髓，就无法治疗了，现在大王的病已在骨髓，我无能为力了。"果然，5天后，桓公身患重病，忙派人去找扁鹊，而他已经走了。不久，桓公就这样死了。

2.孙思邈见血救人

孙思邈（公元581—682年），唐朝京兆华原（现陕西耀县）人，著名的医师与道士，是中国乃至世

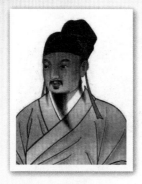
孙思邈

界史上伟大的医学家和药物学家，被后人誉为"药王"，许多华人奉之为"医神"。

孙思邈肩挎药包，翻山越岭到长安一带行医，行进途中，遇到一群人抬着棺材往墓地走去。正当擦肩而过的时候，孙思邈突然看见棺材里有红色的血液滴出，顿时心中一动，赶忙拦住询问跟在棺材后面哭得很伤心的老妈妈。老妈妈告诉他说，她的女儿因为生孩子难产，已经死去有大半天了。孙思邈边听边仔细察看了棺材缝里流出来的血水，他想：如果这个产妇真正死了，又经过半天多的时间，就不可能再流出鲜红的血液来，当即推断产妇没有真死，系难产窒息的假死。他连忙叫开棺抢救。老妈妈一听，半信半疑地让人把棺材盖打开了。棺材打开，孙思邈连忙上前察看。只见那妇女脸色蜡黄，嘴唇苍白，没有一丝血色。孙思邈仔细诊脉，发觉脉搏还在微弱地跳动，就赶紧选好穴位，扎下一根金针，又把身边带的药拿出来，向附近人家要了点热开水，给产妇灌了下去。少卿，产妇苏醒了过来，并生下一个胖娃娃。大家见孙思邈把即将入土的人都救活了，而且是一针救活了两条人命，都情不自禁地赞颂他是"起死回生的神医"。

除了医师的看病救命外，观察自然现象的变化或异常，就能发现灾情，及时避险。

3. 英国 10 岁女孩海啸救人

2004 年 12 月 26 日，印度洋大地震引发了近 200 多年来全球死伤最惨重的海啸灾难。然而，就在几十米高的海啸袭向泰国普吉岛的一个海滩之前，英国一位年仅 10 岁的聪明女孩凭借自己敏锐的观察，结合所学的地理知识，及时地发出了海啸警报，由此挽救了 100 多名游客的生命，创造了让世界感动的奇迹。

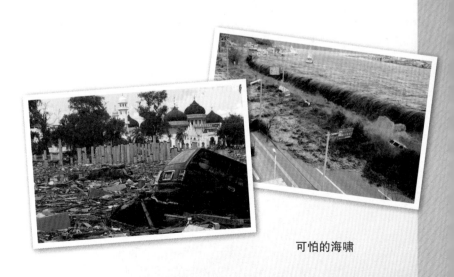

可怕的海啸

　　当时，穿着泳装的蒂莉发现在大海的远处突然涌现出了一波白色的巨浪，将蓝天和大海明显地隔成了两半。而身边的海水也显得有些古怪，它们冒着气泡并突然开始退潮。观察力敏锐的蒂莉凭借自己在学校里掌握的地理知识，意识到这绝对不是一般的惊涛骇浪，很可能是会在顷刻之间把整个海滩吞没的大海啸。于是，焦急万分的蒂莉就让她的爸爸妈妈动员沙滩上的游客们赶快撤离这个危险的地方。

　　当拼力逃命的游客们刚刚抵达安全的高地时，海啸的白色巨浪已经排山倒海般奔涌而至，转眼间就把原先热闹非凡的海滩吞没，让走出死亡的人们不由得直冒冷汗。

　　蒂莉的聪明机智得到了回报，英国海事学会(Marine Society)特别向她颁发了奖状。

二、"看"能识宝

罗丹（公元 1840—1917 年），被誉为 19 世纪和 20 世纪初最伟大的现实主义法国雕塑艺术家。他的杰出名言："生活中不是缺少美，而是缺少发现美的眼睛。"

类似的，我们说："大自然不是缺少宝物、而是缺少发现宝物的眼光。"

罗丹

1. 古代的故事——卞和献玉

两千多年前的春秋时期，楚国有一个叫卞和的琢玉能手，在荆山（今湖北省南漳县内）中获得了一块璞玉（未经开凿的宝石），把它奉献给了厉王。厉王命玉工察看，玉工说这只不过是一块石头。厉王大怒，以欺君之罪砍下卞和的左脚。厉王死，武王即位，卞和再次捧着璞玉去见武王，武王又命玉工察看，玉工仍然说只是一块石头，卞和因此又失去了右脚。武王死，文王即位，卞和抱着璞玉在楚山下痛哭了三天三

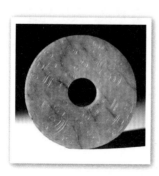
和氏璧

夜，眼泪流干了，接着流出来的是血。文王得知后派人询问为何，卞和说："我并不是哭我被砍去了双脚，而是哭宝玉被当成了石头，忠贞之人被当成了欺君之徒，无罪而受刑辱。"于是，文王命人剖开这块璞玉，果真是稀世之玉，为纪念卞和，遂将其命名为和氏璧。

2. 寻矿的故事——植物探矿

许多矿物都深藏于地下，要找到它并非易事，不可能到处去挖呀，即便现在有了钻探机可以向地下打洞取样，但如此无边无际的大陆，也总不能像梳头一样地遍地打洞吧！

那么，能不能就从地面用眼睛去发现地下的宝藏呢？

我们的祖先的确非常聪明，中国古代就有比较系统的探矿理论。最著名的是战国时期的《管子·地数篇》。归纳成六条：第一，山上有赭，其下有铁；第二，山上有磁石，其下有铜金；第三，山上有铅，其下有银；第四，山上有丹砂，其下有黄金；第五，山上有陵石，其下有铅、锡、赤铜；第六，山上有银，其下有丹。"管子六条"包括铁、铜、锡、铅、金、银、汞七种金属矿产，分组说明它们的上下关系，是西汉以前找矿采矿实践中得出的经验总结。据此，人们从地面看到的矿石情况就能推测出地下所埋藏的其他矿藏。

其后，孙廷铨（公元 1616 — 1674 年）在《颜山杂记》中记载了人们利用岩层和矿床的关系找矿，说：凡是找煤矿的人，必须先观察山上的岩石性质。假如山上有页岩出现，就可能有煤。如果山上全是石灰岩、砂岩，就没有煤。从上面的岩层情况推测地下的各种情况，从近处的岩层情况推测远处的各种情况，这样去找煤矿就容易找到。

更有意思的是，我国古代早就发现并总结了利用地面植物的状态来找矿的理论。我国古书上早有记载："山上有葱下有银"、"草茎赤秀下有铅"、"山上有薤下有金"、"山上有姜下有铜锡"。英国科学史家李约瑟曾经对此这样的评价："中国人在中古代所进行的观察，确实可以说是仍在迅速发展中的、范围十分广阔的现代科学理论和科学实践的先驱。"

植物的根系，除了从土壤中吸取氮、磷、钾等营养成分之外，有些植物还能吸收少量的其他各种元素，富集于植物体内；有的植物根系或种子受到放射性元素照射，使生态发生变异或使植株异常高大粗壮，或提早发芽，或果实硕大，人们据此推测找矿。赞比亚和澳大利亚根据含铜量极高的铜草而发现了大型铜矿，英国在石南草的帮助下，找到了

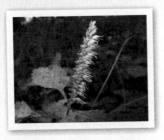

海州香薷，喜欢生长在铜矿脉的酸性土壤上。我国安徽几处大铜矿，就是以它为线索找到的

钨矿和锡矿，德国和瑞典通过三色堇（蝴蝶花），找到了锌矿，20世纪50年代中期，美国科学家在科罗拉罗高原，根据桉树长势繁茂特点，找到具有放射性的铀矿。科学家们发现，三色堇特别鲜艳的地方常有锌矿，石松生长好的地方有铝土矿，锦葵繁茂的地方有镍矿，紫苜蓿密集地方有钽矿，艾蒿成群生长的地方常有锰矿，野苦麻生长茂密的地方常蕴藏有铁矿，难怪人们称这些指示植物为"绿色探矿员"。

能够指示各种地下矿产的植物叫指示植物。据初步统计，指示植物至少有70多种，它们能指示的矿物有硼、钴、铜、铁、锰、硒、铀、锌、银等。所有这些指示植物都是草本植物，其中有三分之一以上是属于豆科、石竹科和唇形科，还有车前科、木贼科和堇菜科等。

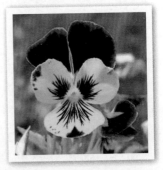

三色堇，俗称蝴蝶花。色彩特别的鲜艳，说明该地的土壤中富含锌的成分

3. 捕鱼的故事——察见渊鱼

你会捕鱼吗？捕鱼首先要知道哪里有鱼啊！成语"察见渊鱼"的意思就是能见到深渊之鱼。鱼儿躲在深水之中，怎么可能看得见呢？其实，虽然鱼在水下看不见，但它总要活动觅食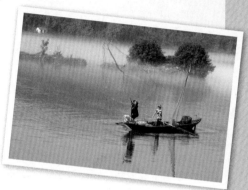的呀，这就会露出蛛丝马迹。富有经验的渔夫根据水质浑浊度、水面波浪、水草动态，加上看鱼跃、闻鱼腥等，便可判断水下有没有鱼，是什么鱼，大鱼还是小鱼。

(1)看水质浑浊度

宋人曰："水至清则无鱼，人至察则无徒。"说的是：水若清澈见底，即表明水中无鱼；而人若太过于精明，就会没有伙伴。生活在水底的如鲫鱼、鲤鱼等，在它们耕泥觅饵、嬉游或追逐鱼虾时，必翻起泥浆搅浑水。当然，是否水越浑浊就必定有鱼呢？若因雨水冲刷所致，则另当别论。因鱼而浑浊的水，一是上清下浊，清中带浊，鱼越密越大，浑浊度越高。

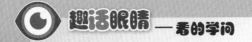
(2)看水面波浪纹

鱼多水不静——凡水中有较大的鱼，尤其中上层鱼，它们游弋、猎捕活饵时，水面会呈现隐约可见的"八字形"层层波纹。在追捕低飞昆虫时，又会激起回环鳞波。此景在朝阳东升和傍晚时分以及天气变坏之前容易出现。凡无风的水面呈现浪花翻腾、波纹交织、此起彼伏、纷繁多姿的景象，则表明水中有鱼。根据波浪的大小即可大致判断鱼种及其个体的大小。

(3)看气泡的形状变化

许多鱼在摄食过程中会泛起气泡，而且气泡差异还可反映不同的鱼种，气泡大而透明，呈直线延

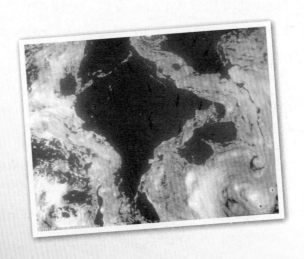

续泛起，多为黑鱼在吞食；气泡泛起一两个，升速缓慢并很快消失，可能是鲫鱼；气泡大小不等、大中伴小、小中有大，多为草鱼和青鱼；而那小而密集的气泡，则是鲤鱼所为；气泡大小不均，群体呈带状，中心大，边沿小，徐徐移动，这种情况定是甲鱼。

(4)看水草的动态

鱼类大多数与水草有缘，这不仅因有些鱼以草为食，还因鱼类所需的美味佳肴大多数栖身于草丛之中，或粘附其茎叶之上，鱼类窜游于草丛之间，攫取粘附在草丛上的饵料时必触及草科抖动，枝叶常有被掠食的痕迹，水面有残茎碎屑飘动，这些都是有鱼之兆。

三、"看"出玄机

善于观察，就能从看似普通的细微末节中发现问题，找出破绽，以能在侦破案件、间谍活动、军事行动中超乎寻常，创建奇功。

1. 福尔摩斯的故事

大侦探福尔摩斯破案的故事，已广为流传，脍炙人口。形形色色、离奇古怪的复杂疑案，一经福尔摩斯的侦察分析，蛛丝马迹毕现，真相大白。在作家柯南·道尔的笔下，福尔摩斯是一个学识渊博、观察力非凡的人。

有一次，福尔摩斯同他的助手华生同时鉴别一块刚刚得到的怀表。华生的鉴别仅仅停留在怀表的指针、刻度的设计和造型上，未能发现有用的线索。而福尔摩斯凭借手中的放大镜，看到了表壳背面的两个字母、四个数字和钥匙孔周围布满的上千条错乱的划痕。经过周密的思考，福尔摩斯认为：那两个字母表示主人的姓

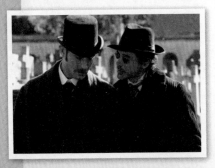

华生和福尔摩斯

氏；四个数字是伦敦当铺的当票号码，表明怀表的主人常常穷困潦倒；而钥匙孔周围布满的上千条错乱的划痕，则说明怀表的主人在把钥匙插进孔去给表上弦的时候手腕总是在颤抖，因而这个人多半是个嗜酒成性的醉汉……

福尔摩斯在破案过程中，没有顾及这只怀表的新旧程度和价值，而是紧紧抓住那些与案件有本质联系的细节，进行深入细致的观察。

2. 痕迹侦破的故事

近年来，痕迹学对现场勘验、侦查破案起到了举足轻重的作用。痕迹学是刑事科学技术的一个组成部分，它应用专门的技术方法，对与犯罪事件有关的人或物留下的痕迹进行勘验和鉴定，例如，对手印、脚印、牙印、枪弹痕迹、工具痕迹、车辆痕迹、整体分离痕迹以及其他特殊痕迹的检验，由此侦破判定犯罪事实。

如梯子痕迹的应用。在农村的一起投毒案件中，犯罪嫌疑人拿着梯子并蹬上梯子向受害人家院内的羊圈内投鼠药，使得受害人家羊圈内的十余只羊被毒死。现场勘验时，由于犯罪嫌疑人采取了反侦查的措施，现场勘验未发现诸如指纹、脚印等常规痕迹，只是在受害人家院墙下的土堆上发现了梯子下

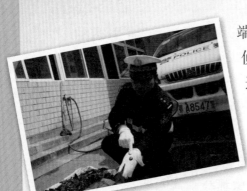

端在地上压出的凹陷痕迹。侦破人员没有忽视这一痕迹，并用石膏提取。在后来的排查分析中发现了犯罪嫌疑人，但却没有具体证据。于是从其家中找到一个木梯子，经检验梯子下端的两个腿的距离与现场痕迹反映相符。由于农村家用的梯子多为自制的木头梯子，各家的梯子不可能是统一规格形状，也就是说，各个梯子的两个腿在泥土地上压出来的痕迹应该是不一样的。所以通过痕迹比对便提供了有力的证据，迫使犯罪嫌疑人不得不低头认罪。

3. 间谍与密码的故事

第二次世界大战时，法国发明了一种新型坦克，图纸直接保存在一个将军的保险箱里。德国派年轻美貌的女间谍去窃取图纸。女间谍以其美貌与聪颖成为将军秘书并可出入其家，她可以接近保险箱，但不知密码，而这密码是无法从将军处获得的。女间谍冥思苦想：将军年纪大了，通常会将难记的数字藏在什么地方，而且最好"藏得"不露痕迹，还必须与房内特定的事物相联系。突然，一只总是停着的挂钟引起了她的注意：时针指着 9、分针指着 7、秒针指着 32，即"93532"！可是，密码乃六位数，怎么办？时针所指的 9 也可能是 21 时，则"213532"，她成功地打开了保险箱。

4. 小猫招灾的故事

第一次世界大战期间，德法两国军队在一处开阔地带对峙。

交战之前，德军一名参谋长天天拿着望远镜观察法军阵地上的情况。一天早上，在法军前沿阵地后方的一个坟地上，突然发现一只猫，以后一连 4 天，这只猫在早上八九点钟总要出来安闲地晒太阳。德军指挥官们分析了这一情况：这是一只家猫，坟地周围没有村庄，它的安身处可能就在附近地下。因此，坟地下面多半是个高级指挥所，因打仗的时候，连长、营长是没有心思玩猫的，它只能是高级军官的宠物。根据这种判断，德军集中了 6 个炮兵营进行轰击，把整个坟场炸成了平地。事后查明，这里是法军一个旅的指挥所，炮火轰击使指挥所内的人员全部毙命。

四、"看"出科学

观察是人们认识世界的开始，科学始于好奇，发现始于观察。大自然启迪科技人才的创造智慧，促进人类认识和改造大自然。

达尔文五年如一日通过对大自然的长期而仔细的观察，在丰富的科学材料基础上，创立了具有划时代意义的生物进化论——《物种起源》；孟德尔通过 9 年的豌豆杂交研究观察，提出了遗传定律；哥白尼持续几十年的天文观测，写出了《天体运行论》；巴甫洛夫从精心地观察狗的唾液分泌等现象入手，创造了高级神经生理学的学说；弗莱明对培养葡萄球菌时的偶然现象观察中，敏锐地发现了使人类平均寿命提高 10 年的青霉素；我国卓越科学家竺可桢数十年如一日，长期、系统地对气候变化与物候迁移进行观察，使他为我国气候学作出了重大贡献；首创地质力学的李四光，通过他长期在祖国各地艰巨而细致的地质考察研究，为我国找到了工业的血液——石油……

这些科学家正是由于其认真细致的观察，才在各自的领域内获得了重大发现。

这样的例子不胜枚举，感人而富有启迪。

1. 达尔文的故事

查尔斯·罗伯特·达尔文（1809.2.12—1882.4.19），英国生物学家，生物进化论的奠基人。他以博物学家的身份，参加了英国派遣的环球航行，做了5年的科学考察，在动植物和地质方面进行了大量的观察和采集，经过综合探讨，形成了生物进化的概念，1859年出版了震动当时学术界的《物种起源》。此前，人们因为不知道所见的各种生物是从哪里来的，所以只能把上帝请出来，说世上万事万物，皆由上帝创造。达尔文用大量资料证明了，所有生物都是在遗传、变异、生存斗争和自然选择中，由简单到复杂，由低等到高等，不断发展变化的——这就是著名的生物进化论学说，由此摧毁了唯心的"神造论"和"物种不变论"。

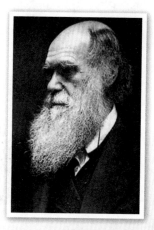

恩格斯将"进化论"列为19世纪自然科学的三大发现之一（其他两个是细胞学说和能量守恒与转化定律）。

达尔文

2. 巴斯德的故事

路易斯·巴斯德（公元 1822—1895 年），法国微生物学家、化学家。他研究了微生物的类型、习性、营养、繁殖、作用等，奠定了工业微生物学和医学微生物学的基础，并开创了微生物生理学，被后人誉为"微生物学之父"。循此前进，在战胜狂犬病、鸡霍乱、炭疽病、蚕病等方面都取得了成果。英国医生李斯特并据此解决了创口感染问题，从此，整个医学迈进了细菌学时代，得到了空前的发展。美国学者麦克·哈特所著的《影响人类历史进程的100 名人排行榜》中，巴斯德名列第 11 位，并被世人称颂为"进入科学王国的最完美无缺的人"，可见其在人类历史上巨大的影响力。

巴斯德一生进行了多项探索性的研究，取得了重大成果，比如他发明的巴氏消毒法直至现在仍被应用。

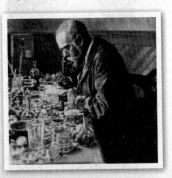

巴斯德

发明巴氏消毒法的起因是当时法国的酿酒工业很发达，但酿制的葡萄酒和啤酒有的会变质发酸，于是有人向巴斯德求助。巴斯德答应研究这个问题，他在显微镜下观察，发现未变质的陈年葡萄酒和啤酒，其液体中有一种圆球状的酵母细胞，当葡萄酒和啤酒变酸后，酒液里有一根根细棍似的乳酸杆菌，就是这种"坏蛋"在营养丰富的啤酒里繁殖，使啤酒"生病"。他把封闭的酒瓶放在铁丝篮子里，泡在水里加热到不同的温度，试图既杀死乳酸杆菌，而又不把啤酒煮坏，经过反复多次的试验，他终于找到了一个简便有效的方法：只要把酒放在 50~60℃ 的环境里，保持半小时，就可杀死酒里的乳酸杆菌，这就是著名的"巴氏消毒法"，这个方法至今仍在使用，市场上出售的鲜牛奶就是用这种办法消毒的。

3. 巴甫洛夫的故事

巴甫洛夫·伊凡·彼德罗维奇（公元 1849—1936 年），俄国生理学家、心理学家、医师、高级神经活动学说的创始人，高级神经活动生理学的奠基人。巴甫洛夫因在消化生理学方面的出色成果而荣获 1904 年诺贝尔生理学和医学奖金，成为世界上第一个获得诺贝尔奖的生理学家。

巴甫洛夫的研究非常有趣，

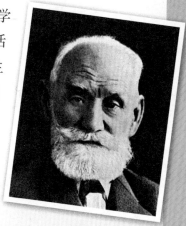

巴甫洛夫

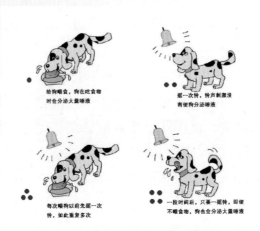

给狗喂食，狗在吃食物时会分泌大量唾液

摇一次铃，铃声刺激没有使狗分泌唾液

每次喂狗以前先摇一次铃，如此重复多次

一段时间后，只要一摇铃，即便不喂食物，狗也会分泌大量唾液

巴甫洛夫对小狗的喂食观察

居然是去观察小狗吃东西时会有什么反应，由此发现并创建了条件反射学说。

4. 伽利略的故事

伽利略·伽利雷（公元 1564 年—1642 年），意大利的世界知名科学家，他既是物理学家、天文学家、哲学家又是发明家，他发明了温度计和天文望远镜。恩格斯称他是"不管有何障碍，都能不顾一切而打破旧说，创立新说的一位巨人。"伽利略是近代实验物理学的开拓者，他以系统的实验和观察推翻了被奉为古希腊圣人亚里士多德的诸多观点。因此，他被称为"近代科学之父"、"现代观测天文学之父"、"现代物理学之父"、"现代科学之父"。

伽利略认为："一切推理都必须从观察与实验中得来。"

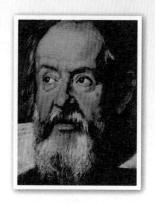

伽利略

有一次，伽利略来到他熟悉的比萨大教堂，坐在一张长凳上，目光凝视着那雕刻精美的祭坛和拱形的廊柱，蓦地，教堂大厅中央的巨灯晃动起来，是工人在那里安装吊灯。

这本来是件很平常的事，吊灯像钟摆一样晃动，在空中划出看不见的圆弧。可是，伽利略却像着了魔似的，目不转睛地跟踪着摆动的吊灯，同时，他用右手按着左腕的脉，数着吊灯摆动一次脉搏跳动的次数，以此计算吊灯摆动的时间。

由此，伽利略发现了一个秘密，就是吊灯摆一次的时间，不管圆弧大小，总是一样的。一开始，吊灯摆得很厉害，渐渐地，它慢了下来，可是，每摆动一次，脉搏跳动的次数相同。

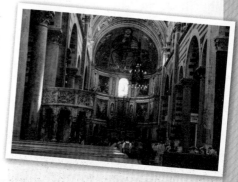

比萨大教堂

伽利略觉得很奇怪，他想，

书本上明明写着这样的结论，摆经过一个短弧要比经过长弧快些，这是 2000 多年前古希腊哲学家亚里士多德的结论，谁也没有怀疑过。难道是自己的眼睛出了毛病，还是怎么回事。

伽利略发狂似的跑回大学宿舍，关起门来重复做这个试验。他找了不同长度的绳子、铁链，还有不知从哪里弄来的铁球、木球。在房顶上，在窗外树枝上，着迷地一次又一次重复，用沙漏记下摆动的时间。最后，伽利略不得不大胆质疑：亚里士多德的结论是错误的，决定摆动周期的，是绳子的长度，和它末端的物体重量没有关系。而且，相同长度的摆绳，摆动的周期是一样的。这就是伽利略发现的摆的运动规律，当时他还只是一个医科大学的学生噢。

5.365 天的来历

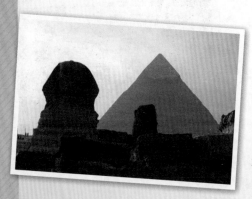

古埃及是人类文明的重要发祥地之一，约有 6500 多年历史、长达 6700 多公里的尼罗河养育了两岸的人民，创造了金字塔，创造了古埃及，创造了人类历史

上最早的太阳历，把一年确定为 365 天。

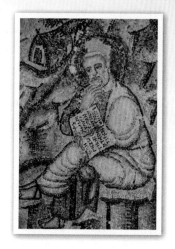

世界第一长河——尼罗河 (Nile)，位于非洲东北部，是一条国际性的河流。几千年来，尼罗河每年 6—10 月定期泛滥。8 月份河水上涨最高时，淹没了河岸两旁的大片田野，之后人们纷纷迁往高处暂住。10 月以后，洪水消退，带来了尼罗河丰沛的土壤。在这些肥沃的土壤上，人们栽培了棉花、小麦、水稻、椰枣等农作物。

为了准确把握尼罗河河水涨落的规则和时机，公元前 4000 年，尼罗河畔的埃及人以观测天狼星的位置来判断尼罗河泛滥的时间、时令的变化和播种的季节。经过仔细的观察，埃及人发现尼罗河每隔 365 天泛滥一次，因此将尼罗河泛滥的那一天定为一年的开始，称天狼星为"尼罗河之星"，将它看成埃及神的化身。在这个基础上制定了世界上最早的太阳历。它把一年分为 12 个月，每月 30 天，年终再加 5 天，全年共计 365 天。这种历法以后几经修改，成为今日世界上绝大多数国家采用的历法。

五、"看"出智慧

几千年来中华文明取得的科技成就灿若星河，世界敬仰。而"看"，则是中国历代科学家探求真知的"慧眼"。

1. 木匠祖师——鲁班

鲁班大约生于公元前507年（春秋战国时期），本姓输，名班。因为他是鲁国人，是远近闻名的能工巧匠和创造发明家，所以人们尊称其鲁班。

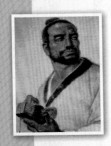

鲁班

2000多年前，人们要使树木成为平整光滑的木板，还没有什么好办法。鲁班在实践中留心观察，模仿生物形态，发明了许多木工工具，如锯子、刨子等。鲁班是怎样发明锯子的呢？相传他进深山砍树木时，不小心手被一种野草的叶子划破了，他摘下叶片轻轻一摸，原来叶子两边长着锋利的齿，他的手就是被这些小齿划破的。他还看到在一棵野草上有只大蝗虫，两个大板牙上也排列着许多小齿，所以能很快磨碎叶片。鲁班就从这两件事上得到了启发。他想，要是有这样齿状的工具，不是也能很快地锯断树木了吗！经过多次试验，终于发明了锯子。

2. 治水"川祖"——李冰

李冰（出卒年不详），中国古代杰出的水利专家。

我们都知道，四川素有"天府之国"的美称，其实，这一天府福地并非上天恩泽所赐。2000多年前的战国时期，四川西部称为蜀国。那时水旱灾害连年发生，旱则赤地千里，涝则一片泽国，使老百姓家无隔夜粮，身无御寒衣，甚至家破人亡，流离失所，终年在痛苦的深渊中挣扎。公元前316年，日益强盛的秦国灭掉了蜀国，改为蜀郡。秦昭王在公元前约250年任命李冰为蜀郡守。李冰到蜀郡后，亲眼见到当地严重的水旱灾情，认识到治蜀必治水，立志降服水魔，造福万民。

首先，李冰带领他的儿子二郎，还邀请了几位当地有经验的农民，沿着岷江跋山涉水进行实地考察和沿途访问，仔细勘察了岷江的水势和地形，从中"看"出了水灾的原因、也"看"出了治理的良策。

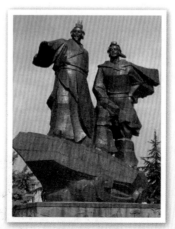

李冰父子

第一步，李冰决定先把玉垒山凿开一个缺口，使岷江的水分流一股到玉垒山的东边去，既可以分洪减灾，又可以引水灌田，一举两得。这就是被称为制服岷江孽龙的宝瓶口，使岷江水灾得到了一定的控制。

第二步，为了能让岷江的洪水能按我们的要求乖乖地从宝瓶口分流，李冰父子制定新的宏伟方案——在距离玉垒山稍远的江心修筑一道分水堰，大堰西边的江水，流经原来的水道，为岷江的本流，人们称它为外江；在大堰东边水道的水，流经宝瓶口后，再分成许多大小沟渠、河道，组成一个纵横交错的扇形水网，灌溉成都平原的千里农田，最后通向长江的另一条支流——沱江，人们称它为内江。大堰筑成以后，从根本上消除了岷江流域的水旱灾害，这里的人们都可以安居乐业了。李冰给大堰起

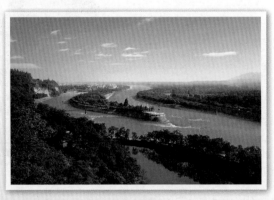

分流岷江的都江堰

名叫"都安堰"，后来改称"都江堰"。

都江堰的建成，不仅消除了岷江流域的水患，而且方便了航运。由于水流平稳了，江上的船只可以自由航行，岷山出产的木材和大竹就能源源不断地运出蜀郡，促进了岷山的开发和蜀地经济的发展。特别是灌溉了成都平原及周围 14 个县的农田，面积达 300 多万亩（现达 800 多万亩）。彻底改变了成都平原的面貌，把原来的水旱灾区变成了"水旱从人，沃野千里"的富饶粮仓，粮食运往全国各地。人们常说："四川粮，天下尝。"其实，早在李冰时蜀郡便获得了"天府之国"的美称。

李冰父子以他们的慧眼和才智，历尽千辛万苦，为蜀郡人民创造了良好的生产和生活环境，深受人民的尊敬和怀念。至今四川人民尊称李冰为"川祖"，并且在都江堰东岸修建了一座"二王庙"。

3. "科圣"——张衡

张衡（公元 78 — 139 年），字平子，汉族，南阳西鄂（今河南南阳市石桥镇）人，我国东汉时期伟大的天文学家、数学家、发明家、地理学家、制图学家、文学家、学者，为我国天文学、机械技术、地震学的发展作出了不可磨灭的贡献。由于他的贡献突出，联合国天文组织曾将太阳系中的 1802 号小行星命名为

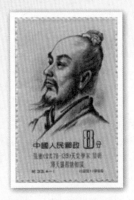
1955 年中国人民邮政发行的纪念邮票

"张衡星",人们将月球背面的一个环形山命名为"张衡环形山"。

张衡观测记录了 2500 颗恒星,创制了世界上第一架能比较准确地表演天象的漏水转浑天仪,第一架测试地震的仪器——候风地动仪,还制造出了指南车、自动记里鼓车、飞行数里的木鸟等,并留下科学、哲学和文学著作 32 篇。后世尊张衡为"科圣"。而他的成长和成就,都离不开观察。

在小学语文课本里有篇"数星星的孩子"课文,说的就是从小就喜欢观察的张衡。

在一个夏天的晚上,张衡和爷爷、奶奶在院子里乘凉。他坐在一张竹床上,仰着头,呆呆地看着天空,还不时举手指指划划,认真地数星星。

张衡对爷爷说:"我数的时间久了,看见有的星星位置移动了,原来在天空当中的,偏到西边去了。有的星星出现了,有的星星又不见了。它们不是在跑动吗?"

爷爷说道:"星星确实是会移动的。你要认识星星,先要看北斗星。你看那边比较明亮的七颗星,连在一起就像烫衣服的熨斗，很容易找到……"

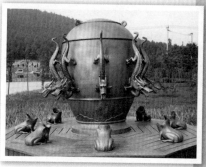

张衡的地动仪

"噢！我找到了！"小张衡很兴奋又问："那么，它是怎样移动的呢？"

爷爷想了想说："大约到半夜，它就移到地平线上，到天快亮的时候，这北斗就翻了一个身，倒挂在天空……"

这天晚上，张衡一直睡不着，多次起来看北斗。夜深人静，当他看到那闪烁而明亮的北斗星时，果然倒挂着，他感到多么高兴啊！他想：这北斗为什么会这样转来转去，是什么原因呢？天一亮，他便赶去问爷爷，谁知爷爷也讲不清楚。于是，他带着这个问题，开始自己的学习和钻研之路。通过不断地勤奋学习、不懈地观察实验、刻苦地思考钻研，才成为杰出科学家。

4."外科鼻祖"——华佗

华佗（约公元 145 — 208 年），字元化，汉族，东汉末医学家，沛国谯（今安徽省亳州市谯城区）人。

华佗一生行医各地，声誉卓著，在医学上有多

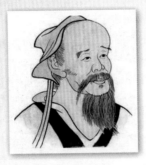

华佗

方面的成就。他精通内、外、妇、儿、针灸各科，尤擅外科，曾用"麻沸散"施剖腹术。华佗不仅是中国第一个，也是世界上第一个使用麻醉术进行腹腔手术的人。

利用某些具有麻醉性能的药品作为麻醉剂，在华佗之前就有人用于战争、暗杀、计谋之中。华佗总结了这方面的经验，从观察了人醉酒时的沉睡状态得到启示，发明了酒服麻沸散的麻醉术，正式用于医学，从而大大提高了外科手术的水平和疗效，并扩大了手术治疗的范围。

要知道，欧洲人发明麻药至今还只有100多年的历史。在此之前，外科手术用的是放血法，让病人在放血中晕死过去，再行手术。直至公元1842年，法国人黑克曼用二氧化碳做麻药，但只能用于动物。1844年，美国人柯尔顿用笑气（一氧化碳）做麻药，效果也不理想。1848年，美国人莫尔顿才采用乙醚做麻药。可见，西医用麻药比华佗要晚1600年呢！

华佗的另一可贵之处是重视疾病的预防，强调体育锻炼以增强体质，创造了一种"五禽戏"，用以锻炼身体。华佗根据"户枢不蠹，流水不腐"的思想，通过观察摹仿五种禽兽的姿势，创造了一种体育疗法，用以活动人体筋骨血脉，帮助消化、吸收，达到增强体质、预防和治疗疾病的目的。其设计是比较科学的。"虎戏"是摹仿虎的前肢扑动，藉以锻炼前肢（上肢）的运动。"鹿戏"是摹仿鹿的伸转头颈，藉以锻炼头颈部的肌群、椎关节和改善大脑血循状况的头颈运动。"熊戏"是摹仿熊的卧侧身子，藉以锻炼躯干部分的侧屈运动。"猿戏"是摹仿猿的脚尖纵跳，以锻炼下肢的运动。"鸟戏"是摹仿鸟的张翅飞翔，以锻炼上肢关节和胸部肌肉，帮助呼吸的运动。这些动作连贯起来，就可以锻炼全身，"动诸关节"，"除疾兼利蹄足"的目的。

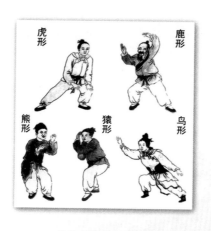

华佗创造的五禽戏

5.农学家——贾思勰

贾思勰，北魏（公元 386 — 543 年）时人，汉族，益都（今属山东省寿光市西南）人，曾经做过高阳郡（今山东临淄）太守。是中国古代杰出的农学家。

贾思勰虽身为太守，但不辞辛苦，走遍河南、河北、山西、山东，到田头实地考察。他住老农的窝棚，虚心向老农求教，如何犁地、选种、下种、施肥、如何田间管理，以及土质对庄稼的影响，气候的影响，等等。他不光听别人说，还自己去做，从中体会哪些是正确的，哪些是不妥的做法，然后把它总结出来。实践使贾思勰对农业生产有非常深刻的见解，最终整理成《齐民要术》——一部我国乃至世界上保存下来的最早的农业科学著作。它不但影响了古代农业的发展，至今还有很大的指导意义。

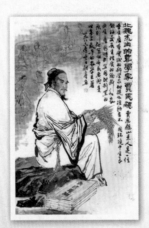

贾思勰

《齐民要术》是一部具有很高科学价值的"农业百科全书"，全书共92篇，分成10卷，正文大约7万字，注释4万多字，共11万多字。它内容极其丰富，对农业生产的理论和操作都有系统地阐述。全书介绍了农作物、蔬菜和果树的栽培方法，各种经济林木的生产，野生植物的利用，家畜、家禽、鱼、蚕的饲养和疾病的防治，自然条件的利用和改造，以及农、副、畜产品的加工，酿造和食品加工，以至文具、日用品的生产等，论述全面，脉络清楚。甚至，贾思勰还初步提示了生物和环境的相互联系，描述了生物遗传和变异的关系问题。贾思勰介绍了许多改变旧的遗传性、创造新品种的经验，涉及人工选择、人工杂交和定向培育等育种原理。其中不少经验和论点对于指导今天农业生产仍有现实意义。

6.科学通才——沈括

沈括（公元 1031 — 1095 年），字存中，号梦溪丈人，汉族，北宋杭州钱塘县（今浙江杭州）人。

沈括是一位非常博学多才、成就卓著的科学家，我国历史上最杰出的科学家之一。精通天文、数学、物理学、化学、地质学、气象学、地理学、农学和医学；他还是卓越的工程师、出色的外交家。晚年以平生见闻，在镇江梦溪园撰写了笔记体巨著《梦溪笔谈》。《梦溪笔谈》不

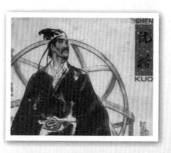

沈括

仅是我国古代的学术宝典，而且在世界文化史上也有重要的地位。被英国科技史专家李约瑟称为"中国科技史上的里程碑"和"中国科学史上的坐标"。

勤奋学习、四处考察、认真观察、不断思考是沈括博学和成就的关键。

沈括在书中读到"高奴县有洧水，可燃"这句话，便特地对书中所讲的内容实地考察。考察中，沈括发现了一种褐色液体，当地人叫它"石漆"、"石脂"，用它烧火做饭，点灯和取暖。沈括给这种液体取了一个新名字，叫石油。"石油"一词是在该书中首次提出的，并且沿用至今。他当时就想用石油代替松木来作燃料，提出绝不能随意砍伐树木，尤其是古林，更不能破坏！如今看来，要是都能早一点重视其观点，人类生存的环境会好很多。

沈括对一些自然现象并不停留在表面的观察上，他还努力探求它的科学道理，提出对事物发展变化规律性的解释。如他观察研究了从地下发掘出来的类似竹笋以及桃核、芦根、松树、鱼蟹等各种各样化石，明确指出它们是古代动物和植物的遗迹，并且根据化石推论了古代的自然环境；为了弄清阳燧（凹面镜）成像的道理，他观察空中飞鸟的影子情况，并亲自移动自己的手，来比较成像的区别，终于作出了科学的解释。

7. "药圣"——李时珍

李时珍在他父亲的启示下，认识到要真正有所成就，不仅要"读万卷书"，更要"行万里路"。于是，他既"搜罗百氏"，又"采访四方"，深入实际进行调查。李时珍穿上草鞋，背起药筐，在徒弟庞宪、儿子建元的伴随下，走出家门，深入山间田野，实地对照，辨认药物。除湖广外，先后到过江西、江苏、安徽、河南等地，足迹遍及大江南北，行程达两万余里。那些种田的、捕鱼的、打柴的、狩猎的、采矿的，无不是他的朋友和老师，为他提供了书本上不曾有过的丰富药物知识。

李时珍了解药物，并不满足于走马观花式的调查，而是一一采视，对着实物进行比较核对，非常注意观察药物的形态和生长情况，科学态度极其严谨。

比如，李时珍看到书上说：河边有种动物叫穿山甲，最喜欢吃蚂蚁。李时珍感到不解：蚂蚁这么小，穿山甲怎么吃它呢？于是专门去河边寻找穿山甲进行观察。原来，穿山甲身上长着一块块鳞片，能张开和合拢。

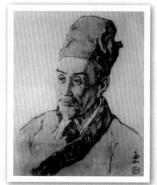

药圣——李时珍

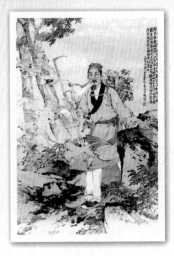

李时珍采药图

它把鳞片张开时，身上会发出一种特殊气味，吸引蚂蚁过来。当蚂蚁爬满了穿山甲全身，它便突然将鳞片合拢，并迅速游入水中，再张开鳞片。可怜的蚂蚁都被淹死并浮到水面，等着穿山甲美美享用。为了进一步验证，李时珍特地捉了一只穿山甲进行解剖，果然在胃里有很多蚂蚁。

李时珍因其严谨精细的观察调查，搞清了药物的许多疑难问题，也纠正前人不少错误，以简洁准确的文字为后人奉献了《本草纲目》这一"中国古代百科全书"。

8. 旅行家——徐霞客

徐霞客（公元 1587－1641 年），名弘祖，字振之，号霞客，汉族，江苏江阴人。明朝末期地理学家、探险家、旅行家和文学家。

徐霞客的一生，大部分时间都花在旅游考察上。前期是公元 1606－1636 年，着重在探奇访胜，观察和欣赏大自然的壮丽秀美；后期在公元 1636 年以后比较有意识并系统地对名山大川的地理位置、形状、走向特征考察并记载，留下许多古代地质、地貌、水文和珍稀植物的宝贵资料。

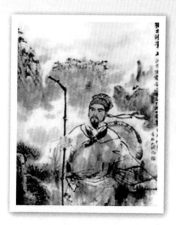

徐霞客

徐霞客 22 岁那年，他戴着母亲亲手为他缝制的远游冠，肩挑简单的行李，离开家乡，开始了他直至去世的旅行考察。34 年中，他先后游历了江苏、安徽、浙江、山东、河北、河南、山西、陕西、福建、江西、湖北、湖南、广东、广西、贵州、云南等 16 个省（市）。东到浙江的普陀山，西到云南的腾冲，南到广西南宁一带，北至河北蓟县的盘山，足迹遍及大半个中国。更可贵的是，长年累月的旅行考察，既无官方资助，交通又很落后，他主要是靠徒步跋涉，连骑马乘船都很少，还经常自己背着行李赶路。他寻访的地方，多是荒凉的穷乡僻壤，或是人迹罕见的边疆地区。他不避风雨，不怕虎狼，与长风为伍，与云雾为伴，以野果充饥，以清泉解渴。他几次遇到生命危险，出生入死，尝尽了旅途的艰辛。

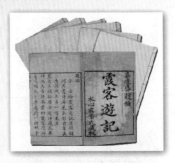

徐霞客的游历，并不是单纯为了寻奇访胜，更重要的是为了探索大自然的奥秘，寻找大自然的规律。他在山脉、水道、地质和地貌等方面的调查和研究都取得了超越前人的成就。如对石灰岩地貌的考察，徐霞客称得上是世界最早发现石灰岩地貌的学者。

徐霞客在跋涉一天之后，无论多么疲劳，无论在什么地方住宿，他都坚持把自己考察的收获记录下来。30多年的积累，他写下的游记有260多万字，可惜大多数失散了。留下来的经过后人整理成了40多万字的书，就是著名的《徐霞客游记》。这部书，开辟了地理学上系统观察自然、描述自然的新方向：既是系统考察祖国地貌地质的地理名著，又是描绘华夏风景资源的旅游巨篇，还是文字优美的文学佳作，在国内外具有深远的影响。

六、"看"的说法

人们所获取的信息大多数来自眼睛，所以学会"看"非常重要。当然，我们说的"看"不是只要睁开眼睛就可以做到的"看"，而是"观察"。

实际上，我们汉语中的"看"字，本身就有极其丰富的涵义，不妨搜集一下，这能帮助我们去更好的理解"看"和学习"看"。

1. "看"的同义词和近义词

根据词的细微差别来分，就有如下几十个：

①表示一般地看：如看、瞧、视、睹、瞅、过目等。

②表示已看到：如看见、见到、看到等。

③表示向远处看：如眺、望、眺望、了望、展望、极目等。

④表示向上看：如瞻仰、仰望、仰视等。

⑤表示向下看：如俯视、鸟瞰、俯瞰等。

⑥表示向周围看：如环顾、张望、环视、巡视等。

⑦表示粗略地看：如瞟、瞥、浏览等。

⑧表示仔细地看：如端详、观察、察看、审察、

打量等。

⑨表示偷偷地看：如窥、窥视、窥测、窥探等。

⑩表示亲自看：如目睹、目击、目测等。

⑪表示集中精力看：如盯、注视、凝视、凝望、监视、逼视、目不转睛等。

⑫表示愤怒地看：如瞪、怒视、怒目等。

⑬表示上级看下级：如检阅、视察等。

2.“看”的成语

见微知著，睹始知终：见到事情的苗头，就能知道它的实质和发展趋势。

百闻不如一见：听到一百次，也不如亲眼见到一次。

寡见鲜闻、寡闻少见：形容学识浅薄，见闻不广，知识贫乏。

见风是雨：比喻只看到一点迹象，就轻率地信以为真。

见景生情：看到眼前景物而引起某种联想或感慨，也指随机应变。

略见一斑：略：大致；斑：斑纹。大致地看到事物的某一部分。

雾里看花：原形容年老视力差，看东西模糊，后也比喻看事情不真切。

明察秋毫，不见舆薪：目光敏锐，可以看清鸟兽的毫毛，而看不到一车柴草。比喻为人精明，只看到小节，看不到大处。

拨云见日：拨开乌云见到太阳，比喻冲破黑暗见到光明，也比喻疑团消除，心里顿时明白。

察见渊鱼：渊：深潭。能看清深水中的鱼。比喻为人非常精明。

洞见症结：洞见：清楚地看到；症结：肚子里结块的病，比喻问题的关键。比喻事情的纠葛或问题的关键所在。形容观察锐利，看到了问题的关键。

洞若观火：形容观察事物非常清楚，好像看火一样。

见机行事：看具体情况灵活处事。

见风使舵：看风向转动舵柄。比喻看势头或看别人的眼色行事。

看菜吃饭：比喻根据具体情况办事。

见多识广：见过的多，知道的广。形容阅历深，经验多。

见貌辨色：根据对方的脸色、表情行事。

井蛙之见：比喻狭隘短浅的见解。

立竿见影：在阳光下把竿子竖起来，立刻就看到影子。比喻立刻见到功效。

屡见不鲜：屡：多次；鲜：新鲜，新奇。常常见到，并不新奇。

一叶障目，不见泰山：障：阻隔，遮挡。一片树叶挡住了眼睛，连面前高大的泰山都看不见。比喻为局部现象所迷惑，看不到全局或整体。

一隅之见：隅：角落。偏于一方面的见解。

一孔之见：从一个小窟窿里所看到的。比喻狭隘片面的见解。

真知灼见：灼：明白，透彻。正确而透彻的见解。

只见树木，不见森林：比喻只看到局部，看不到整体或全部。

坐井观天：坐在井底看天。比喻眼界小，见识少。

走马观花：走马：骑着马跑。骑在奔跑的马上看花。原形容事情如意，心境愉快。后多指大略地观察一下。

旁观者清：当事人被碰到的问题搞糊涂了，旁边观看的人却看得很清楚。

矮子看戏：比喻只知道附和别人，自己没有主见，也比喻见识不广。

东张西望：形容这里那里到处看，类似左顾右盼。

看朱成碧：将红的看成绿的。形容眼睛发花，视觉模糊。

下马看花：比喻停下来，深入实际，认真调查研究。

3. "看"的名人名言

（俄）世界著名的生理学家巴甫洛夫在他的研究院门口石碑上刻下的名句："观察、观察、再观察。"

（英）生物学家、进化论的奠基人达尔文："我既没有突出的理解力，也没有过人的机智，只是在觉察那些稍纵即逝的事物并对其进行精确细微观察的能力上我可能在众人之上。"

（法）雕塑艺术家罗丹："美是到处都有的，对于我们的眼睛，不是缺少美，而是缺少发现。"

（法）微生物学家、化学家巴斯德："在观察的领域中，机遇只偏爱那种有准备的头脑。"

（澳）病理学家贝弗里奇："新知识常常起源于研究过程中某种意外的观察或机遇现象。"

（中）著名地质学家李四光："观察、实验、分析，是科学工作常用的方式。"

　　常言道："耳听为虚，眼见为实。""百闻不如一见"，意思是不要轻信别人说的，要直接看到的才能相信。那么，亲眼目睹就一定真实可靠吗？小朋友或许会说，那还用说，难道自己的眼睛会骗我吗？没错，自己的眼睛当然不会故意去骗它的主人。可是，我们都看过春节晚会上刘谦表演的精彩魔术吧？魔术都是假的，但看上去却都很逼真，一点也看不出假在哪儿啊！魔术师利用巧妙的道具，表演时一方面设法转移你的注意力、同时运用快速灵巧的动作，将不可思议的魔术呈献给观众。

　　所以，在某些特殊因素的干扰下，就会影响眼睛的观察，比如说环境、光线、距离，包括自己的主观意识、心情等都会制造一些假象，使你不由自主地"上当受骗"。

　　那么，我们了解眼看"有假"——"看"的误区有什么意义呢？很简单，如果你将直的看成

"看"的误区

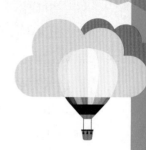

弯的、正的看成斜的、大的看成小的、红的看成灰的等，轻则上当受骗，重则还会有危险。譬如，你看到个门框好像蛮高的，超过自己的身高，实际上却没有那么高，因为你误判了，所以就直着腰无所顾忌地冲过去，结果不用说会撞个头昏眼花。我们在上一篇里讲述那些精彩"看"例，都必须建立在看到的是"真情实景"，不能有假象误判，否则你既当不了医生，也成不了科学家！

但是，有意思的是，任何事物都有两面性，只要善加利用，"坏"事可以变成"好"事。聪明的人类用"看"的误区来为我们服务。

现在，就让我们一起来看看，有哪些因素在误导我们的眼睛？会形成哪些错觉？

一、"看"的形状错觉

下面这些图形中，实际上的直线、正方形、圆形、同心圆，却被眼睛看成了别的形状。为什么呢？这就是背景影响造成的错觉！不信，你可以用直尺、圆轨来检验。或者，你还可以自己动手做实验：在一张白纸上画上背景图形，另拿一张透明纸画上直线或正方形，然后将背景纸衬在透明纸后面，那马上就能看到原来的图形一下子扭曲了。

1. 直线变弯了！

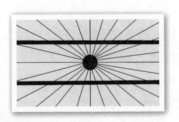

2. 正方形变歪了！

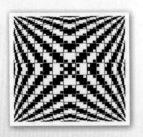

3. 正方形被扭曲了！

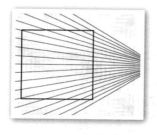 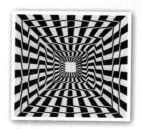

4. 是同心圆还是螺旋线？

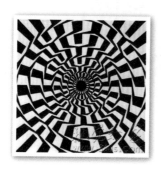 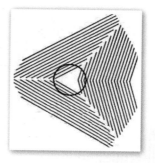

下面图片中那一圈圈的线看起来是从中心向外绕的螺旋线，现在你用笔尖顺着线画一下，看看究竟是不是螺旋线？

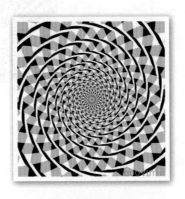

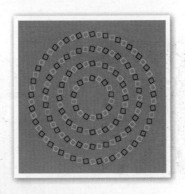

二、"看"的大小错觉

大小错觉也是因为不同的背景或边上的对照物的影响，使你对大小、长短作出了错误的判断。

1. 同样长的线段好像不一样长了！

下面的 4 个图中，每个图里的 a b 和 c d 两个线段都各自等长吗？再拿尺子量量看。

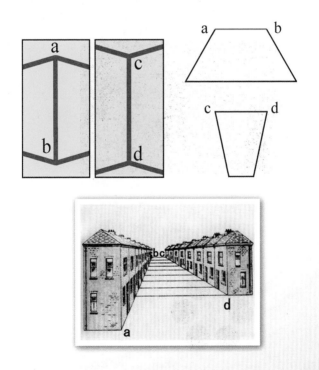

右面图片中的S图形是由很多条短线组成的，你认为哪个区域的短线最长，哪个区域的短线最短？然后再用尺来检验对不对。

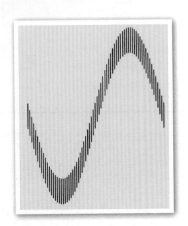

2. 哪个更高大？

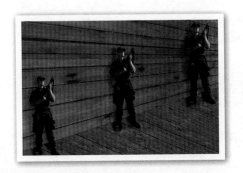

3. 在中间的两个圆一样大吗？

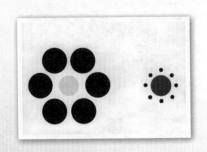

三、"看"的色彩错觉

色彩错觉是由色彩背景、亮度的影响造成的错觉。你可以按照 A 或 B 的颜色用颜料涂画一张小纸片，然后与另外一个方块对比验证。或者将此图复制到电脑上进行验证。

1.A、B 两个方块的颜色是一样的，你信吗？

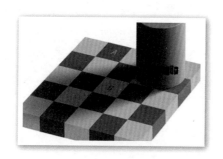

2. 图片中的两只孔雀，你相信它们完全相同吗——不仅是大小，还有颜色都一样？

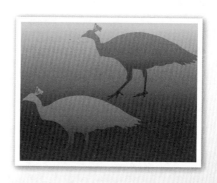

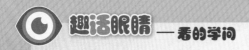

3. 图中所有的红色方块的色度一样吗?

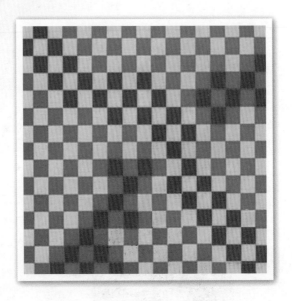

四、"看"的方位错觉

方位错觉是指因背景的影响，造成对原来图形的变形感觉。

1. 不平行错觉

下面 4 个图中的直线实际上都是平行线，但眼睛告诉你的可不是啊！

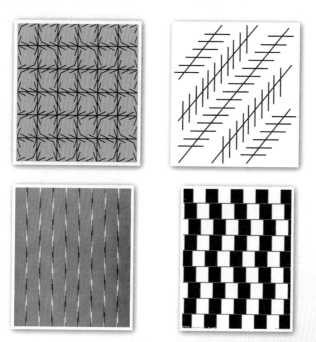

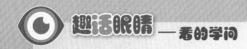

2. 不共线错觉

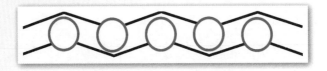

上图的六个圆是排在同一直线上吗?

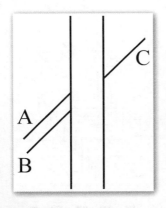

C 与 A 还是 B 为同一直线?

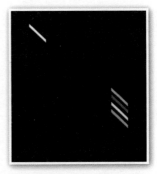

白线与哪条颜色的线共线?

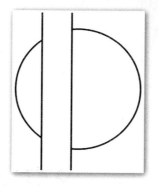

被平行线分隔的两个
圆弧是属于同一个圆
吗?

3. 两个眼睛高低一样吗?

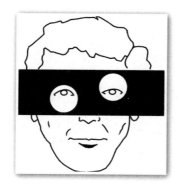

五、"看"的虚幻错觉

图形和颜色的对比衬托，会让你产生一些幻觉。

1.补充了新的图像

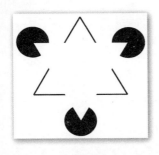

中间出现了个白色倒三角形。

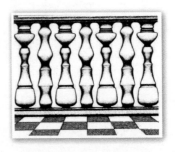

在柱子间还有人的侧身图像。

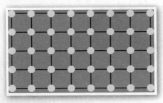

每个交叉点出现了黄色小圆。

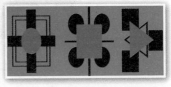

多种填充图。

2. 颜色填充

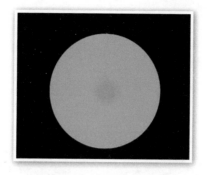

盯住中间色团，它会慢慢消失。

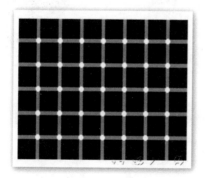

数得清有几个黑点吗？

六、"看"的转换变异

改变一下角度或距离，图像也会有意外的变化。

1. 颠倒一下，表情各异

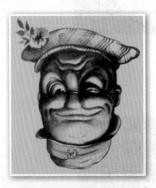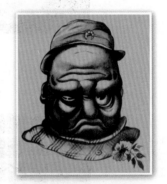

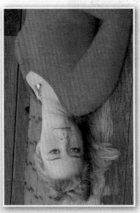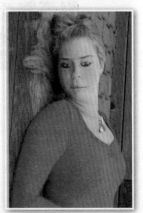

2. 横看竖看，山水成佛

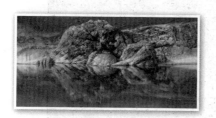

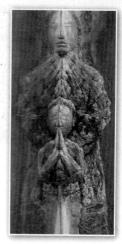

3. 无头马吗？只不过扭到一边而已。

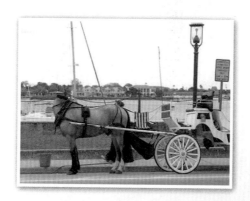

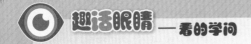

4. 改变距离，或许有惊喜

乱码？ NO！远点看或者把图片缩小了看吧。

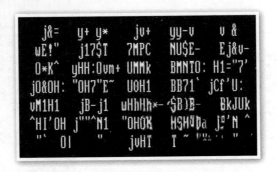

狰狞可怕吗？ 不一定，只要离开远一点看喔！

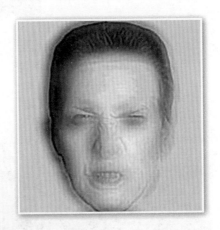

七、"看"的动态错觉

盯着看，闭着的眼睛会睁开。

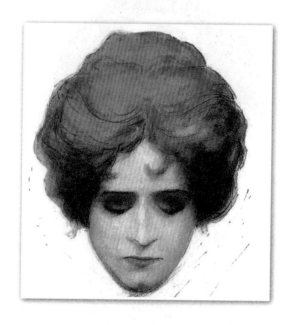

用眼睛长时间凝视中间竖排的四个小黑点15~30秒，然后闭上眼睛，慢慢地会看见一个光圈，之后又会看见什么？

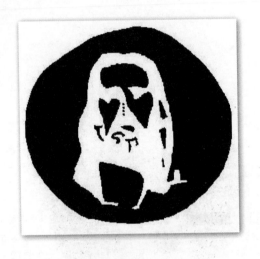

这张图片，是不是感觉它在转？

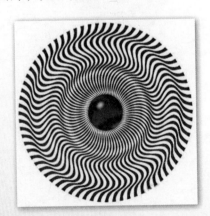

这些图有些本来是静止的，但会让你感觉到有动起来错觉。

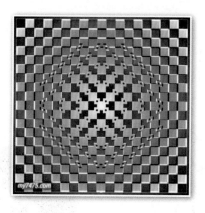

此图的神奇之处在于，你专注地看着图片中间的方块点阵时，它会有漂移的动感。

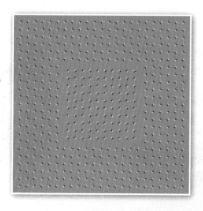

八、"看"的单一性错觉

通常，人们误认为一个图形代表一种形象，其实有些图片，如果认真仔细地看，会发现它并不只是一种形象——多义图象。

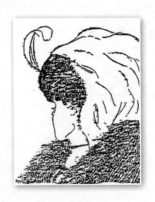

是老妇还是少女

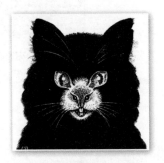

猫还是鼠

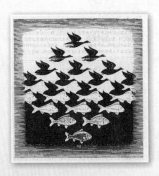

飞鸟与游鱼

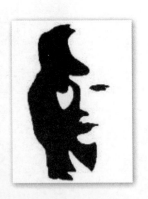

吹奏老人与美女

九、"看"的引导性错觉

1. 文字引导

请尽量快速大声地依次连续读出右图中各行文字的颜色。注意不是读文字，而是它的颜色！由于所看到的文字的引导影响，让你容易读错。

黄	蓝	红
黑	红	绿
紫	黄	红紫
蓝	红	黑
绿	蓝	

2. 重点引导

请仔细找一找下图中究竟有几个红色的圆？千万别漏掉了啊！（答案见本篇末）

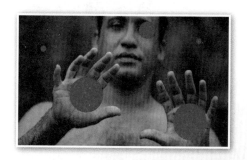

3. 常识引导

用一根链条居然能作为酒瓶的支架，这可能吗？（答案见本篇末）

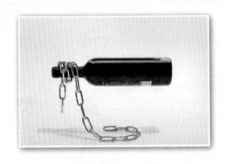

4. 角度引导

是谁的头啊？稍微调整一下角度，就很容易区分相片中的头该属于哪个身体了。

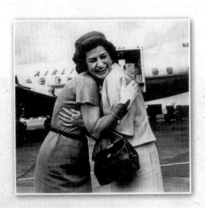

十、"看"的错觉怪图

特别的设计，为我们提供了看似可能，实际上绝无可能的图像。

1. 错觉的立体画框

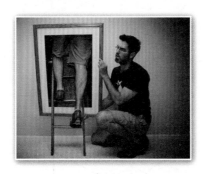

2. 你能看出柱子是方的还是圆的吗？

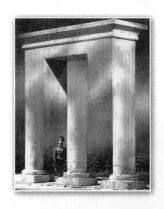

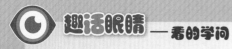

3. 不可能的棋盘，这个棋盘是如何成为可能的?

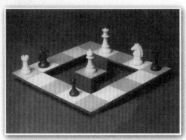

4. 他们坐在哪?

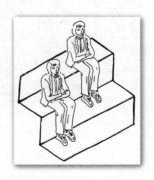

5. 直钢棒是怎样神奇地穿过这两个看似成直角的螺帽孔呢?

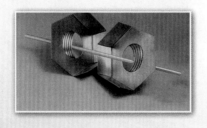

十一、"看"的主观错觉

一个人的主观因素也会影响他对事物的观察认识，大家熟知的成语"疑人偷斧"、"情人眼里出西施"就是很好的说明。

成语典故《疑人偷斧》：古时候，村子里有人丢了斧子，失主怀疑是邻居的儿子偷了。于是，特别留心观察那孩子的一举一动。没错，肯定是他！那孩子走路的样子，看人的神色，还有说话的表情，越看越像小偷。不久，这人到山上挖土，找到了那把斧子。原来是他上次砍柴时忘在山上了。下山时，碰到邻居的儿子，他又留心看了看，咦？怪事，怎么神色、举止竟然没有一点小偷的模样了？

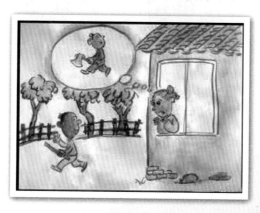

疑人偷斧

　　这则寓言说明，主观成见，是认识客观真理的障碍。当人以成见去观察世界时，必然歪曲客观事物的原貌。

　　另外，不同的角色因其经历、知识和观念的差异，对所看到的同一事物会产生不同的认识。下图是不同的人（小孩、妇女、农夫、厨师）看到月亮会有不同的想象。

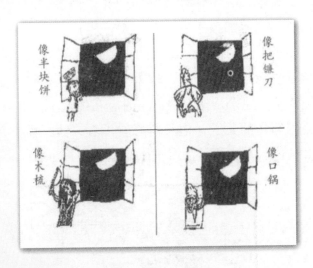

不同人物对月亮的想象

心理引导——有个药片的概念设计很有意思，大家都知道心理暗示在医疗方面的重要性，有些病，心理暗示要比用药效果还要好。这款药片的设计是颗粒从大到小，其实每一片的药物含量都相同，只是大小不同，病人从大的开始吃，药片越来越小，明显暗示着病情在越来越轻，逐渐地好起来了。

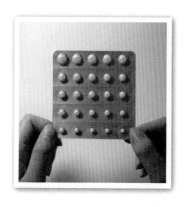

十二、"看"的错觉利用

巧妙地利用错觉，能变"坏"事为"好"事。

1. 聪明的动物

动物非常聪明，为了生存，各有一套自我保护绝招：或能快速逃避、让你抓不着；或像浑身长刺的刺猬，使你无从下手；或像皮肤有毒的蟾蜍，让你不敢靠近；也有的是善于从形状、颜色上加以伪装，使你无法辨认，利用你的错觉蒙混过关。

《美国国家地理》摄影记者拍到的这些高超并多样的动物伪装技巧，令人感叹生命之灵气，这是自然界优胜劣汰的杰出创造。

下面，我们一边欣赏，一边还可以测试一下你的观察能力，看能否识别这些有趣而高超的伪装？

（1）融入环境，隐藏自己

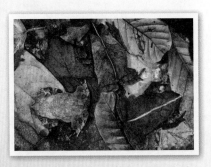

巴拿马森林里的三只枯叶蟾蜍聚集在枯叶堆上，让捕食者很难发现，恍若消失了似的。

一根手指长的螽斯伪装成一块覆有青苔的树皮，在巴拿马森林那不见天日的下层植被中，很难发现。

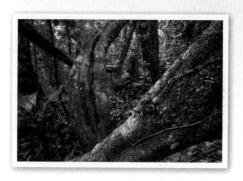

(2) 两套装备，装假装狠

锯鼻飞虱第一招是装假，就像树干的一部分，使猎捕者不易发现；但是如果一只鸟，或者其他猎捕者瞄准了它，锯鼻飞虱会立刻露出一对红斑，这对红斑会被误认成一只更大型动物的眼睛，把猎捕者吓走。

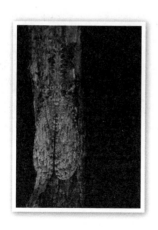 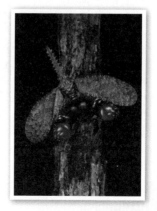

(3) 乔装打扮，冒充他人

花枝上右边那只脚朝上的昆虫叫若虫，它让自

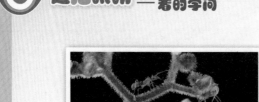

己从外观和行为都像食树汁液的蚂蚁（左边上下两只），这种蚂蚁很凶猛，它会蜇人或使用毒素、刺及群体攻击，捕食者都会避开这种蚂蚁。于是，蒙混其间的若虫便可以免遭捕杀了。

(4) 真真假假，迷惑敌人

通过伪装制造假象，许多毛虫都让它们的敌人琢磨不透。蚕蛾毛虫有一个假头（右面），甚至连假触角都配齐了，以此诱惑天敌去咬它的后部（左面）。其实，它的后

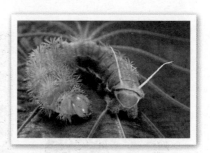

部才是毛虫真正的头部，并且在头部带有许多刺，能促使攻击者只好再把它们吐出来。

(5) 强者伪装，便于偷袭

伪装不仅是昆虫和弱小动物避难的需要，就是强悍凶猛的动物，同样需要伪装，目的是能隐蔽地接近猎物，出其不意地捕食。

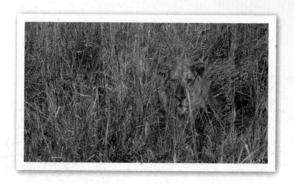

2. 迷彩服与伪装

迷彩服，是一种利用不同的颜色条块，使士兵形体能融汇于藏身之处的特殊军服。迷彩服在战场上的广泛应用，极大地增强了部队行动的隐蔽性，减少了人员伤亡。

"迷彩"是由绿、黄、茶、黑等颜色组成不规则图案的一种新式保护色。迷彩服不仅能迷惑敌人的目力侦察，还能对付红外侦察，使敌人现代化侦视仪器难以捕捉目标。

迷彩服最早是作为伪装服出现的，希特勒的军队在第二次世界大战末期首先使用了迷彩服，为"三色迷彩服"。后来，以美国为首的一些国家配备了"四色迷彩服"。现在世界通用的是"六色迷彩服"。现代迷彩服还可根据不同需要，用上述基本色彩变化出多种图案。

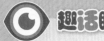

(1) 迷彩布 　　　　　　(2) 隐蔽在杂草丛中的
　　　　　　　　　　　　　迷彩士兵

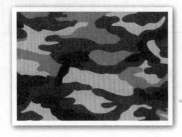 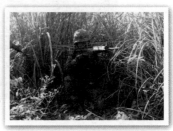

(3)伪装的士兵变成了一　　(4) 狙击手的超
片森林 　　　　　　　　强伪装术

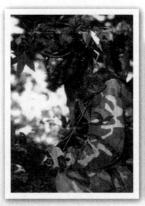 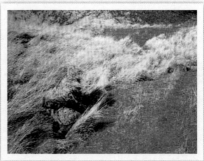

(5) 伪装了的军车能与沙漠相融合

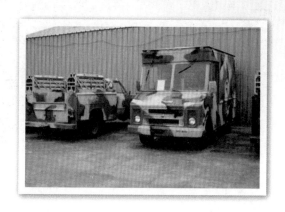

启发与思考

看了这一篇的许多图例，启发我们不能简单的迷信"眼见为实"，要警惕各种观察的误区。书中对各种误区作了归纳分类，以便我们注意避免。同时，认识到事物都有两面性，利用观察误区也可以为人类服务。

请小朋友考虑，你有没有更生动有趣的图例（关于观察误区的案例或对误区应用的案例），提供给大家分享啊？

本篇参考答案

1. 请仔细找一找下图中究竟有几个红色的圆？

由于题目明确要求你去找图中红色的圆，还说

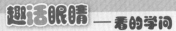
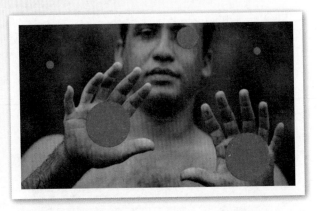

要仔细找，似乎还有什么秘密，这样使你的注意力集中在找红色圆上，由此，或许会对图片中很突出的问题视而不见——你发现了吗？此人两只手全是六个手指头哇！

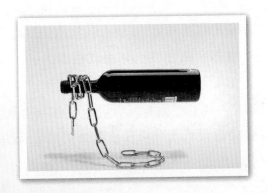

2.用一根链条居然能作为酒瓶的支架，这可能吗？

人们都有的常识是，链条的每一节都是活动的，所以不可能像图中那样用来支撑酒瓶。其实，我们完全可以将链条的各节焊死，那你对这样的支架还会怀疑吗？

　　"看"是观察的基础,观察是"看"的深化。

　　观察是一种有目的、有计划、有步骤的知觉。它是通过眼睛看、耳朵听、鼻子闻、嘴巴尝、手去摸等有目的地认识周围事物的心理过程。在这当中,视觉起着重要的作用,有90%的外界信息是通过"看"进入人脑的。因此,也可以把"观察"理解为"观看"加"考察"。

　　观察是认识世界,发现科学奥秘,获得知识的大门,只有通过这道大门,才能登堂入室,探索新知。可以说,科学发端于观察。因为人们对客观事物进行观察、记忆,客观事物反映在

3 "看"的窍门

人们的大脑皮层留下痕迹，这些痕迹的加深，就会形成深刻的印象。这个印象扩展开去，联想到新的事物与新的事物的组合，在脑子里创造出新的形象，这就是从印象扩展到想象的心理过程，人们在学习研究中沿着这个过程出发，就能有所创造，有所发明。

所以，学会观察非常重要。或许你认为观察有什么难的，我们不天天在看东西吗？错了！看，要有方法技巧，才能发现真相与奥妙；看，要用心思考，才能揭示本质、获得启迪。

一、观察概述

1. 两个启示

(1)苹果里的五角星

儿子骄傲地告诉父亲，他在切苹果时发现里面有个五角星。父亲疑惑不解，怎么我从没见过？当儿子把苹果拿给他看时，原来儿子是将苹果横过来切的。父亲惊叹：真没想到，换个方向切苹果，居然会有惊喜。本来平淡无奇的苹果内核竟然是漂亮的五角星。

(2)苏轼诗中的观山之道

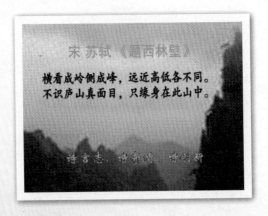

宋 苏轼《题西林壁》

横看成岭侧成峰，远近高低各不同。
不识庐山真面目，只缘身在此山中。

诗言志·抒情怀·抒剑折

要真正领略和欣赏庐山美景，就要——

• 变换角度，多向立体地观察和思考；

• 调整距离，宏观与微观地欣赏体察；

• 更须打破局限，跳出框框，方能识其真容。

2. 观察的两大类型

(1) 自然观察

自然观察是指人们对自然界的现象在自然发生的条件下通过感观进行感性知觉的过程，也就是系统地运用感官对客观事物进行感知、考察和描述的一种研究方法。

自然观察的特点在于它是在自然发生的条件下考察对象。人们进行自然观察活动时，对观察的对象不加以人工的变革控制，而只是对它们在自然状态下所呈现的情况进行观察。

自然观察无论是否使用仪器，都强调被观察的对象始终处于不受干扰的自然状态，这样，观察对象的许多属性就可能不会自行表现出来，当然也就无法为人们所认识。可见，自然观察有一定的局限性，已不能适应人们日益深刻的认识活动的需要。人们需要采用一些能够人工地变革和控制观察对象的仪器和工具，使之有更多的属性能显示在仪器和工具上，从而让人们获得关于观察对象更多更深入的认识。于是，就发展了另一种形式的观察——科学实验，自然观察的对象也就转化为实验的对象。

(2)科学实验观察

科学实验观察就是人们根据科学研究的任务，利用专门的仪器对被研究对象进行积极的干预，人工地变革和控制被研究对象，以便在最有利和特定的条件下对它们进行观察。可见，科学实验是比自然观察更强有力的认识手段。科学实验可以把各种偶然的、次要因素加以排除，使被观察对象的本质特性暴露得更加集中和清楚；科学实验可以重复进行，多次再现被研究的对象，以便对其反复进行观察；科学实验可以有各种变换和组合，以便于分别考察被研究对象各方面的特性。在科学实验中，人们的主观能动性得到了更加充分的发挥。

3.观察的主要特点

特点1：它是一种感性的认识活动。人们凭借"感觉"来保持和外部世界的直接联系，由此获得关于外部世界的经验认识。观察就是通过人的感官去直接认识外界的活动。它记录和报导事实，为自然科学的研究提供经验事实材科。

特点2：具有目的性和计划性。观察并不是一种盲目搜索的活动，它是进行自然科学研究的一种基本方法，目的是为自然科学研究服务的。人们根据所要解决的科学研究任务，去确定观察的对象、观察的角度、观察的步骤，等等。这一特点，使观察区别于一般的感性认识活动。

4. 观察的局限性

人们在凭借自身的感觉器官直接观察时，必然会有感官自身生理上的局限。

首先，人的感官使观察的范围受到局限。人的感官是有一定阈值的，超出这个限度，对象所具有的某些属性就成为感官不能直接观察的东西。例如，人的耳朵只能听到 20 ～ 20000Hz 频率范围内具有一定音响强度的声波。在此频率范围之外，或虽在此频率范围之内但音响强度不够的声波，人的耳朵就不能感知到。人的眼睛只能接受到 390 ～ 750nm 这样狭窄波长范围内的电磁波。在这范围之外的红外线、紫外线、X 射线、γ 射线、射电波等，就成为眼睛所不能直接观察的东西。

其次，人的感官也使观察的精确性受到局限。依靠人的感官只能对观察对象作出大概的估计，而不能作出精确的定量测定。例如，在炎夏之时，人们凭感官可以感觉到天气很热。但到底热到什么程度？气温达到多少度？这些都不是单凭感官所能观察出来的。

再有，人的感觉还使观察的速度受到局限。观察对象都是处于不断地运动变化的过程中。有的观察对象运动变化较快，有的观察对象运动变化较慢。人们通过感官对这些对象进行观察时，就需要感官也要有一定的观察速度。但是，感官的观察速度是有限的。例如，对于高速掠过眼前的物体的形状，人眼是分辨不清的。对于运动变化极其缓慢的物体，人的感官也是观察不出其运动变化的。

于是，为了克服生理局限，就必须在观察者和观察对象之间，引进了一个中介物。这个中介物就是仪器。仪器作为人的感官的延长，使人们的观察向自然界的广度和深度延伸。仪器把人的感官不能直接观察的对象转化为可以观察的对象。距我们约有 100 亿光年遥远距离的星体，肉眼是无论如何也无法直接观察到的。然而借助于仪器，人们就可以对其进行观测了。基本粒子的寿命极短，有的只有一亿分之一秒，最短命的只能生存一千亿亿亿分之一秒左右。对于人的感官来说，它们根本无法被直接观察。但有了仪器，它们也就在人们的观察范围之中了。所以，从凭借感官直接进行观察发展到通过仪器作为中介而进行观察，这是观察方法的一次具有根本意义的变革。1950 年代以后宇宙火箭的发射，载人宇宙飞船试验的成功，以及遥感技术等发展，使人们克服了由于人不能离开地面而对观察所受的限制，进入了从空间进行观察的时代。这是观察方法中具有革命性的飞跃。从此，人们就在一定程度上克服了感官的生理局限，为人们无限地扩展可观察的范围提供了可能。

当仪器介入到人们的观察活动中以后，就使原来的观察者和观察对象之间的两方关系，变成了观察者、观察仪器、观察对象之间的三项关系。观察者是想获得信息的主体（人），观察对象是能提供信息的事物（客体），观察仪器是在观察过程中为帮助主体认识客体的工具（手段）。

5. 科学观察的注意事项

(1) 观察要有序、全面

观察时要有序，即时间或空间的先后次序。按时间顺序观察，多适用于动态观察，如观察日出、动植物生长过程等，就是按事物发展变化的时间先后进行观察。按空间顺序观察，多适用于静态观察，如观察校园中的植物分布等，可由近及远、从上到下、从左到右去观察。

观察时要全面，即从不同角度、不同顺序、不同方法去观察，古诗云"横看成岭侧成峰"，从不同角度、不同方法去观察事物，会获得不同的信息和感受，从而可以把握观察对象的整体和实质。

(2) 观察要有"观"和"察"

有效的、真正的观察是观察与思考相结合。因为观察，是由"观"和"察"两个程序组成的，缺一不可。观察者要有洞察事物的理智之光，既要以科学的眼光去看，又要以科学的道理去想，还要有独特的求异心，时刻保持观察的好奇心，才能观出名堂，察出奥秘，从人人以为平常的现象中发现不平常的关系，从人们认为已"无所作为"的老问题中发掘出意想不到的新课题。不动脑筋的观察等于白"看"，一辈子也不会有所发现。观察与思考的结合，还有利于建立起不同事物之间的有机联系，能看到常人难以看到的事物间的联系和规律，然后有所发现，有所创造。

(3) 观察要精细

生物进化论的创始人达尔文说过："我没有突出的理解能力，也没有过人的机智，只是在发觉那些稍纵即逝的事物并对它细心观察的能力上，我可能在众人之上。"在观察过程中，要特别留意哪些稍纵即逝的现象，偶然出现的现象；关注自然现象细微的差别，不可轻易放过任何一个微小的发现。小小的发现有时会导致意想不到的重大科学发现的诞生。

二、"看"的角度

改变习惯的思路，从多角度、多方向，即从正反上下前后左右地观察事物和思考，就会得到不同寻常的启示。

请看下面的两个图，先看左图：对同一物体（一段圆柱体）从不同方向去看，所得的结果是不一样的。再看右图：你可能一眼便看出是一个空心的大问号，至于其他东西可能你再也看不出来了。如果你边看边想象，定能发现一只黑色的张开双翅的天鹅，如果将图画颠倒过来，大问号又变成了一只海狮在顶球哩！你看出来了吗？

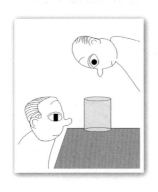
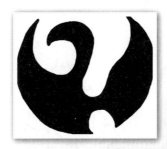

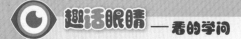

1.角度一变，奇迹出现

我们选了一些图片，让你感受变换观察角度的不同效果。

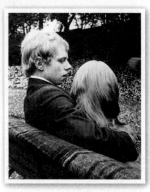

正看

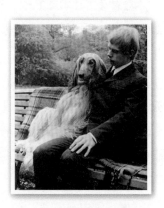

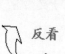
反看

这是位年轻的女子头像，如果倒过来看呢？

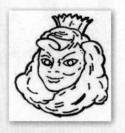

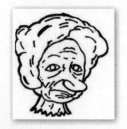

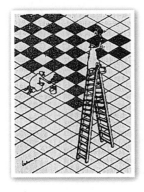

天花板还是地板

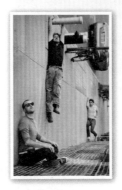

这是真的吗？

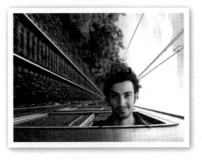

奔驰的列车

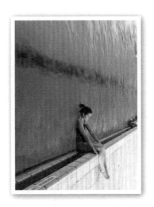

这样看游泳池

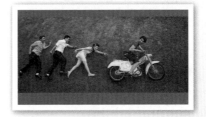

并非杂技

2. 另类视角、另类地图——郝晓光发现新世界

郝晓光是中国科学院测量与地球物理研究所研究员，他通过改变观察的角度，创新发明了一种新的世界地图。

通行的世界地图以经线来分割地球仪，展开后再投影到平面上，郝晓光称之为"经线世界地图"。这种地图突出了人类活动的主要区域——亚洲、欧洲、非洲、美洲和大洋洲，缺点是南北两极地区都被切开，变形失真。

2000年，郝晓光萌生创新世界地图的想法：如果按纬线来分割地球仪，就可以得到完整的两极地区，而且世界可能会变成另一番样子。

果然，"纬线世界地图"在平面视觉上改变了大陆与海洋的关系。我国首次环球大洋科考，就应用了郝晓光的地图。在通行地图上，环球航线是一条线，而"纬线世界地图"上则清楚地呈现一个封闭的航线圈。

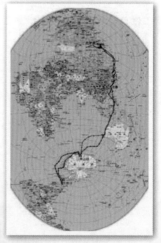

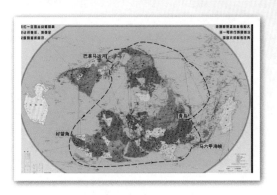

　　郝晓光的北半球版和南半球版的"纬线世界地图"，让北极地区和南极地区的战略地位得到充分体现，对于人类认识和开发两块宝地具有积极意义。

3.不同视角，不同感觉

　　大家知道，在中国传统文化里，有许多具有丰富文化意蕴的植物。如"春风一家桃李杏"、"岁寒三友松竹梅"，它们早就成为文人墨客、高雅之士歌诗书画中的常客。竹，更以其虚心挺直、高风亮节的特性，成为了我们中华民族虚怀若谷、发奋进取的崇高气节的象征："未出土时先有节，纵凌云处亦虚心。"甚至有人无竹不能活："可使食无肉，不可居无竹。无肉令人瘦，无竹令人俗。人瘦尚可肥，士俗不可医。"

　　但同为竹子，在不同的文人墨客眼中，从不同角度去观察认识，就有不同的体会感觉，进而就有

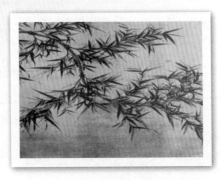

文与可的竹子

不同的艺术表达，就会产生不同的意境和风格。成语"胸有成竹"就出自画家由看而想、再画的高度概括。

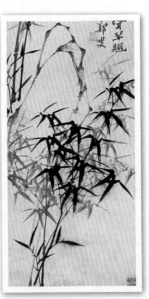

郑板桥的竹子

北宋墨竹大师文同（字与可）在自己的住所周围种了各式各样的竹子，一年四季观察和比较不同竹子之间、同一竹子之间的不同姿态，因而对各种竹子在不同季节的状态有了透彻地了解，提笔作画的时候，自然"胸有成竹"。

而清朝中叶，"扬州八怪"的代表人物——郑板桥观察竹子的时候，却是另外一番情形。"晨起看竹，烟光日影露气，皆浮动于疏枝密叶之间，胸中勃勃遂有画意，其实胸中之竹，并不是眼中之竹也。"郑板桥选择在早晨这一特定的时间段观察竹子，对竹子的感受自然与文与可不同，其"眼中之竹"实际上是经过典型化了的"胸中之竹"。

4. 考考你

(1) 下面三个图都是从某一方向看到的物品投影图，猜猜看，它们是什么？

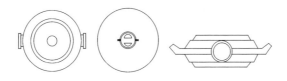

(2) 好好想一想，从下面的投影图可以看出几种立体结构？

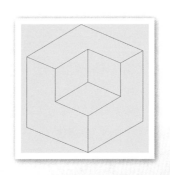

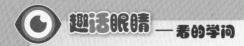
(3) 这张相片绝对不是 PS 的，而且也没有用什么镜面反射等手段。墙面上的影子中唯独看不到手的阴影，你知道这是怎么拍的吗？

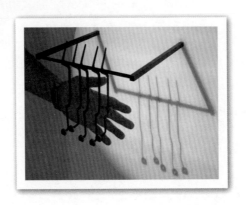

三、"看"的距察

不同距离的观察就是调整改变观察的距离，离远一些做宏观观察，或靠近一些做微观观察；是近距离的关注局部，还是远距离的把握整体？都会有不同的作用和效果。

先请大家看几个图，以体会一下距离对观察的影响。

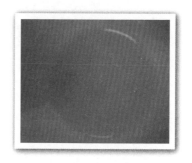

右图是什么？你可能会有许多答案，那么，请再看看本篇末给出的结果或许是出乎所料。

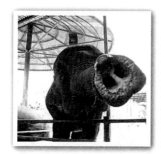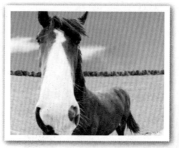

近距离拍摄的象和马——你觉得别扭吗？

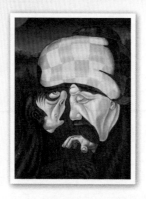 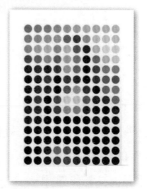

对上面的两个图片你离远一些看，会是什么？

1. 宏观观察

对某些事物，宏观观察比近距离观察更为清晰明了，有时它是近距离观察的一种补充，多数则还是观察的必要方式。

宏观观察可以应用到差别较大的各种自然科学之间的研究之中。在某个学术领域由外向内或由内向外观察，或从一个领域向另一个领域观察，可以看到在该研究领域内所见不到的奇光异彩。

（1）从太空看地球

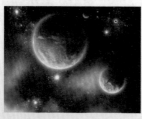 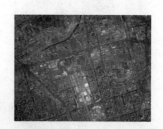

从太空看地球　　　　　距地表 40Km 里外看北京

(2) 遥看太空

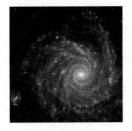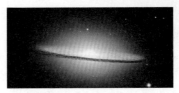

大螺旋星系　　　　　　　草帽星系

(3) 宏观观察的重大科学发现——创建了"大陆漂移学说"

魏格纳：科学史上的一位巨人，德国伟大的天文学家、气象学家和地球物理学家。

1910 年的一天，年仅 30 岁的魏格纳躺在病床上，目光正好对着墙上的一幅世界地图。发现一个奇特现象：大西洋的两岸——欧洲和非洲的西海岸与遥对南美洲的东海岸，轮廓非常相似，这边大陆的凸出部分正好能和另一边大陆的凹进部分凑合起来；如果从地图上把这两块大陆剪下来，再拼在一起，就能拼凑成一个大致上吻合的整体。特别是南美洲跟非洲的轮廓更加相似。

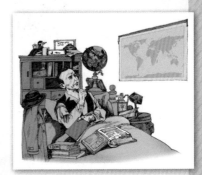

"奇怪！大西洋两岸大陆轮廓的凹凸，为什么竟如此吻合？"他的脑海里再也平静不下来："非洲大陆和南美洲大陆以前会不会是连在一起的？只是后来因为受到某种力的作用才破裂分离。大陆会不会是漂移的？"

经过科学的考察验证，作为天文学家、气象学家的魏格纳却对地质学提出了划时代的全新理论——大陆漂移学说。

(4) 特别的艺术——来自美国亚特兰大艺术家的创意

控制人群的排列和走向，让他们从高空看上去就像是各种头像。

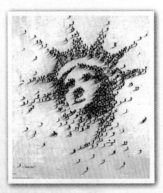
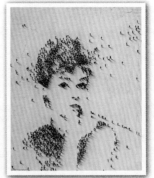

2. 微观观察

(1) 你能想象吗？在电子显微镜下，细菌的样子甚至很迷人!

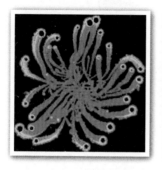 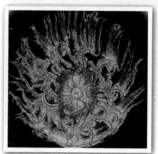

(2) 美国《探索杂志》最近公布了一张照片,呈现了室内灰尘微粒在 115 倍扫描电子显微镜下的彩色画面,其中包括猫的毛发、人体纤维、花粉以及微型昆虫在内的有害于人体健康的物质。

美国疾病控制中心声称,室内灰尘是导致人体非健康状态的主要源头,鼓励人们出于身体健康角度,经常用湿抹布擦室内家具,用拖把清洁地面。

3. 局部与整体

下面两个图片,咋一看有点不雅。其实,它只是某物体的局部,看全了就不会大惊小怪的了。

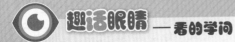
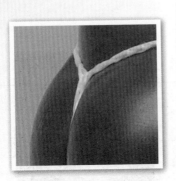

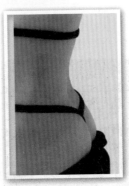

哇，它们分别是一种俄罗斯火腿肠和一只鞋子的广告哦！

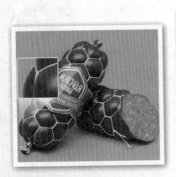

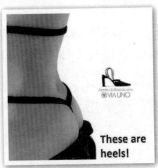

四、"看"的手段

借助现代科技手段仪器是对人眼功能的补充和增强，有利于进行深入观察，从而发现通常见不到的另一种惊奇，为创新提供新素材、新机会。

请看几种借助器材的特殊观察。

1. 红外线观察

每一物体都会自行辐射红外线（一种肉眼看不见的光），而且，各种物体红外线的辐射强度是不同的，但都不受烟、雾以及白天黑夜的影响。利用红外照相机、红外热成像仪、红外线夜视仪便可实现在夜晚进行观察。红外热像仪能够用在电气和机械的故障检测，还能广泛使用在军事上，如直升机和坦克装甲车利用红外成像摄像头可以在夜间执行复杂任务，能够精确打击目标。

(1) 热成像仪及其像片

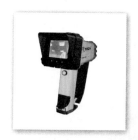 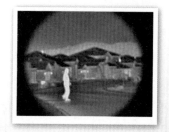

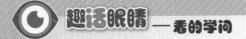

(2) 夜视仪及其像片

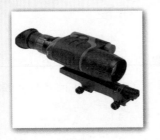 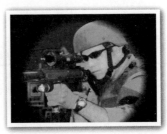

2. X 光观察

X 光也是一种肉眼看不见的光，它具有很高的穿透本领，能透过许多对可见光不透明的物质，如墨纸、木料等。同时，X 光能使照相底片感光。利用这一特性，就可以让我们透视物体，即观察物体的内部。

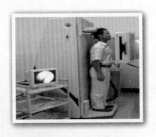 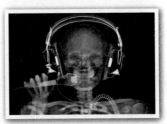

3. 显微镜观察

显微镜是由几个透镜的组合构成的一种光学仪器，主要用于放大微小物体以让人的肉眼能够看得到。显微镜是人类这个时期最伟大的发明物之一。

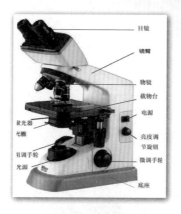

目镜
镜臂
物镜
载物台
电源
聚光器
光圈
亮度调
节旋钮
粗调手轮
微调手轮
光源
底座

显微镜结构图

在它发明出来之前，人类关于周围世界的观念局限在用肉眼，或者靠放大镜帮助肉眼观察所得的认识。显微镜把一个全新的世界展现在人类的视野里，是它打开微生物世界的大门。人们第一次看到了数以百计的"新的"微小动物和植物，以及从人体到植物纤维等各种东西的内部构造。显微镜还有助于科学家发现新物种，有助于医生治疗疾病。

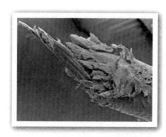

显微镜下的头发

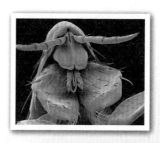

跳蚤的头部

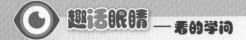

4.望远镜观察

望远镜是一种用于观察远距离物体的目视光学仪器，其作用是放大远处物体，使本来无法用肉眼看清或分辨的物体变清晰可辨，故又称"千里镜"。所以，望远镜是天文和地面观测中不可缺少的工具。正是望远镜的发明，才使人类逐步揭开宇宙的奥秘。

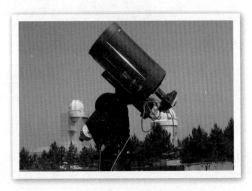

天文望远镜

五、"看"的时间

观察时间的快慢、长短，同样会有不同的收获。

1. 仔细观察

仔细观察的含义不仅需要认真细致的态度，还应遵循客观性准则，应避免在观察时掺入观察者自己的观点，忠实地记录客观事实。

有这样一个例子是令人深思的。曼彻斯特市有个医生，在教学生的时候，用手指蘸了一下糖尿病人的尿液样品，然后放入口中辨其滋味。接着，要求学生照此重复一遍。学生们无可奈何地执行了，而且都说尿是甜的。这时医生笑着说："我这样做是为了让你们知道仔细观察的重要性。在我做这个实验时，如果你们仔细观察的话，就会注意到我伸进尿液的是中指，舔的却是食指。"

2. 重复观察

重复观察是保证所得材料可靠的必要措施，如以偶然的一次观察为定论，即使做得很认真，也有可能发生观察错误。

例如，在哥廷根的一次心理学会议上安排了这样的实验：突然一个身穿黑衣，手执短枪的歹徒，追赶一名绅士冲进了会场，两人在会场中央混战并打了一枪，随即又冲出会场。前后历时20秒钟，全部过程均照了相。然后，会议主席立即请与会的心理学家写出自己看到的经过。在上交的四十篇报告中，仅有一篇的主要事实有80%以上的正确性，其余的情况为：14篇有20%~40%的错误，25篇有40%以上的错误。在全部报告中仅有4人看准黑衣歹徒是光头，而超过半数的报告中居然有10%以上的细节纯属臆造。不少心理学家做了同类的实验，结果相似。

3. 快速与慢速观察

借助高速或慢速摄影技术，就可以看清瞬间发生的细节或短时变化产生的效果。

（1）高速摄影

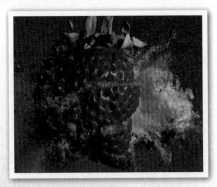

草莓被子弹击中的瞬间

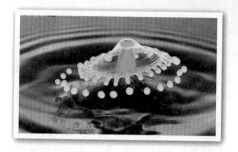

牛奶滴进水中的一瞬间

（2）慢速摄影

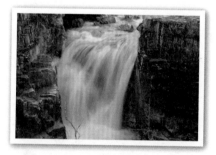

慢速看溪流

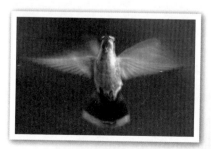

慢速看鸟飞

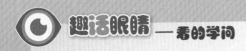

（3）连续摄影看运动变化过程

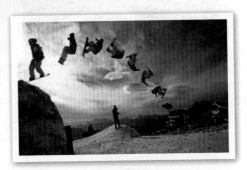

连续摄影看运动过程

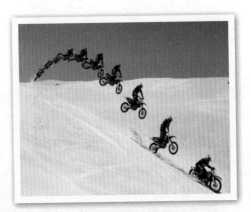

连续摄影看运动过程

六、"看"的技巧

在前面的一些例子中，如中医的望诊看病、从水面的情况判断水下的鱼情、从地上的植物来探查地下的矿藏等都是间接观察——对难以直接观察的事物通过与之相关的事物所作的观察技巧。

比如，自然界的"风"实际上是看不见的，但是你通过一些情景便可知道有没有风，而且还可以知道风的大小和方向。

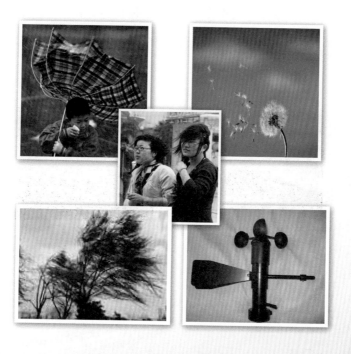

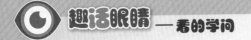
1. 观云测天——看云识天气

抬头看看天上的云，就能预知天气变化，显然这非常方便又实用。

云的生成、外形特征、量的多少、分布及其演变，反映了当时大气的运动、稳定程度和水汽状况等，这些特征影响着未来的天气状况。正确观测分析云的形态，能够帮助我们识别阴晴风雨，预知天气变化，这对我们的工作和生活都有重要的意义。

气象专家已经总结了不少看云识天气的知识，下面，我们简单摘录几则，以供了解。

·伞云：又称吊云，山上出现像吊伞状的云，表示一天内会下雨。

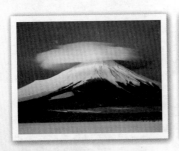
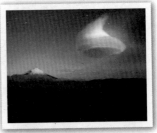

·日晕：太阳周围有晕，环形呈彩色，预示天气有一定的变化。

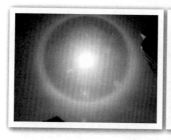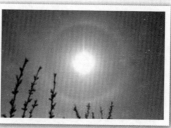

·火烧云：日出或日落时出现的赤色云霞，常见于夏季。早晨出现表示会下雨，傍晚出现则会天晴。

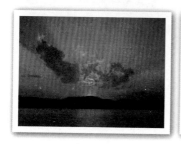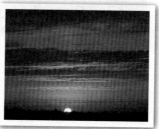

·卷云：属于高空云。它由高空的细小冰晶组成，比较薄而透光良好，色泽洁白并具有冰晶的亮泽，呈现一丝丝的、具有纤维组织的云彩，像羽毛、头发、乱丝或马尾，姿态很多，相当有趣。象征一整天都会是晴朗的好天气，但卷云变厚则天气要变。

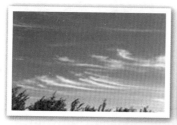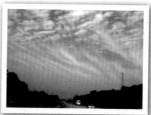

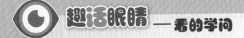
·积云：积云轮廓分明，云底基本为水平状，顶部为圆弧状，有孤立的，也有重叠圆拱状或直线排列的，外形类似棉花堆。此云出现，天气不会很快转坏。夏天最常见此种云。

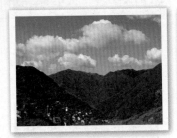
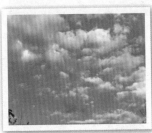

·卷积云：云块很小，云体很薄，白色无影。由呈白色细波、鳞片或球状细小云块组成的云片或云层，常排列成行或成群，很像轻风吹过水面所引起的小波纹。通常预示将有不稳定的天气，将出现阴雨、大风天气。

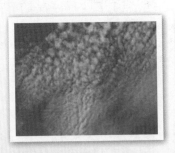
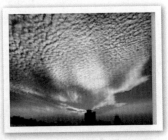

·积雨云：云浓而厚，云体庞大，很像耸立的高山，顶部常扩展成砧状或马鬃状。云底阴暗混乱，

起伏明显。积雨云几乎总是形成降水，包括雷电、阵性降水、阵性大风及冰雹等天气现象。

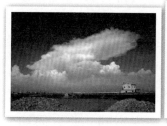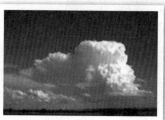

2. 测影观天

在远古时代，人们是怎样去确定一年的各个季节和每天的时间的呢？我们的祖先非常聪明，他们拿根竿子，直立在地上，太阳一照，竿子就会在地上出现影子。这样，只要看看影子的方向，便可知道白天的时间；看看影子的长短，便可知道现在是什么节气。

根据这一原理，中国古人发明了非常简单实用的"天文仪器"和观天方法——圭表测影。表是直立于平地上测日影的标杆和石柱，圭是正南正北方向平放的测定表影长度的刻板

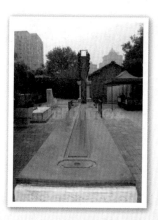

圭表

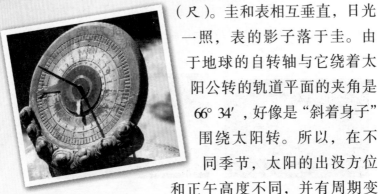

最早计时器——土圭

（尺）。圭和表相互垂直，日光一照，表的影子落于圭。由于地球的自转轴与它绕着太阳公转的轨道平面的夹角是66°34′，好像是"斜着身子"围绕太阳转。所以，在不同季节，太阳的出没方位和正午高度不同，并有周期变化的规律。那么，在露天将圭平置于表的北面，根据表在圭上投影，测量、比较和标定日影的周日、周年变化，可以定方向、测时间、求出周年常数、划分季节和制定历法。

正午，"表"的日影落在"圭"的刻度上，根据表影的长度可以测定节气，推算历法等。如通过测量两次正午时（12点整）表影长度最长时刻（冬至点）的时间间隔（两个冬至点之间的时间间隔），确定一年的长度。春秋时代已经使用圭表测量连续两次日影最长和最短之间所经历的时间，并计算出回归年的长度。

中国人比古埃及人更精确地测出了一年的天数，在春秋末期就测出一年的实际长度为365.25天，之后又进一步计算修正，至明朝末年确定为

365.24910 天，跟现代测算的 365.24217 天仅相差 0.00027 天，即 2.3 秒。

3. "脸色"与健康

一个人的面色或面容与身体健康有着密切的关系，医生可通过观看患者的脸色作为判别疾病的体征之一。

正常面色或面容：
身体健康的人，脸色
通常是微黄，显红润
而有光泽。不健康的
人常常表现出多种异
常的脸色，如苍白、
潮红、青紫、发黄、
黑色等，或出现特殊的面容。

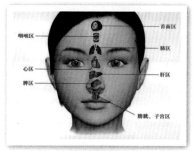

面部望诊

中医认为，病色中的白、黄、红、黑、青五色，都对应着不同的身体疾患。

(1) 面色苍白

一般是由于脸部毛细血管充盈不足而引起的，中医认为大多数是属虚病或寒症，是体质差的表现。多见于各种贫血、或休克、创伤、大出血、剧烈疼痛等引起毛细血管强烈收缩，引起面色苍白；甲状腺机能减退、慢性肾炎、铅中毒等，也会引起脸色苍白的现象。

(2) 面色潮红

非病理性原因：出现于饮酒、日晒、剧烈运动或情绪激动（如愤怒、害羞）等情况；病理性原因：主要见于高热性疾病（如伤寒、虐疾、肺结核、肺炎等）。某些药物如阿托品等扩张血管的药物，以及大量服用激素后，也会引起脸部面色潮红现象。

(3) 面色青紫

多由于缺氧性疾病引起，如先天性心脏病（紫绀型），心力衰竭等；药物中毒、一氧化碳中毒、亚硝酸盐中毒等也会出现面色青紫。

(4) 脸色发黄

见于各种原因引起的黄疸，如溶血性、阻塞性、肝源性黄疸等，如急性黄疸型肝炎、胆结石、急性胆囊炎、肝硬化、肝癌、胰头癌等患者。

(5) 脸色发黑

见于肝硬变、肾上腺素功能减退症、慢性肾功能不全、慢性心肺功能不全、肝癌等患者。

4. 气泡室——间接观察的重大发明

气泡室是探测高能带电粒子径迹的一种有效的手段，它曾在 20 世纪 50 年代以后一度成了高能物理实验的最风行的探测设备，为高能物理学创造了许多重大发现的机会。它是 1952 年美国人 D.A. 格拉塞发明的。

高能粒子不仅非常非常小，然而其运动速度又非常之快，使得科学家很难对它进行观察研究。

著名的美国物理学家格拉塞同样在苦思冥想寻找解决办法。一天，格拉塞在紧张工作之余，便喝些啤酒放松身心，突然，他往酒杯里倒啤酒时被啤酒中冒着的气泡吸引，接着，他随手拣一些小骨头粒子丢入啤酒中，当这些小颗粒下沉时，在它们下沉的路线周围又不断产生出气泡，这些气泡很清晰地显示出了颗粒在啤酒中下沉时的路径。

这一现象就像暗夜里闪亮的一个火花，点燃了格拉塞在物理学上的灵感。

他立刻想到，在探测高能粒子的时候，可以借助气泡来显示高能粒子的飞行路径，以探测和研究这些粒子的各种特性。他回到实验室，把这一偶然中获得的灵感运用到探测带电粒子的研究中，很快发明了气泡室。气泡室的妙处在于，当有粒子射入气泡室后，便可通过气泡来间接观察粒子的运动轨迹。科学家便可以通过研究这些运动轨迹来推算这些粒子的属性。

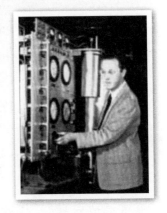

气泡室的发明是格拉塞对高能物理学做出的杰出贡献，它为粒子物理研究开拓了新的领域，在原子核科学技术史上也是一个创举。为了表彰格拉塞对高能物理学的杰出贡献，他获得了 1960 年的诺贝尔物理学奖。

本篇参考答案

此图所呈现给各位的什么？远一点看吧，原来是橙汁！有意思吧？

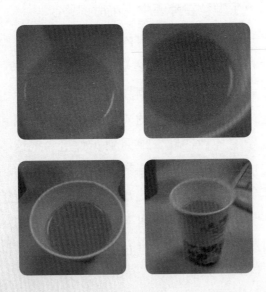

"看"的思考

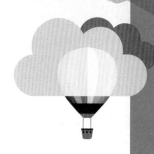

在第一篇中我们已经说过，很多重大的科学发现或发明创造，都源于科学家对自然、社会和生活的观察与思考，除了前面提到过的达尔文、巴斯德、巴甫洛夫、伽利略几位，再如大家都比较熟悉的还有：

(1)詹姆斯·瓦特，英国著名的发明家，是工业革命时期的重要人物。通过对水壶的水烧开后所产生的蒸汽会冲动水壶盖的观察，发明了蒸汽机。

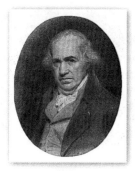

瓦特

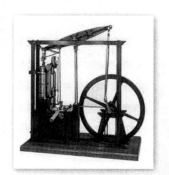

(2)本杰明·富兰克林，18世纪美国历史上第一位享有国际声誉的科学家和发明家。观察研究天空中的雷电现象发明了避雷针，观察摩擦起电而发现了电荷守恒定律。

(3)阿尔弗雷德·伯纳德·诺贝尔，是瑞典化学家、工程师、发明家、军工装备制造商和炸药的发明者。在一次偶然的机会，诺

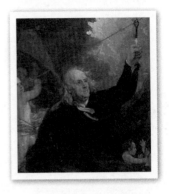

富兰克林在捕捉雷电

贝尔发现：硝化甘油可以被干燥的硅藻土所吸附，这种混合物可以安全储存和运输，使他得以发明改进了黄色炸药和引爆的雷管。

(4)伊萨克·牛顿，英国物理学家、天文学家和数学家，被誉为人类历史上最伟大的科学家之一。他从小对自然现象有强烈的好奇心，6岁时通过观察阳光照射下的竹竿，发明了日晷；从偶然看到的苹果落地发现了万有引力。

显然，能激发引导获得如此重大的成果的观察不只是

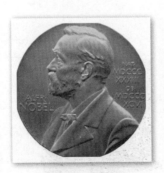

诺贝尔奖奖章

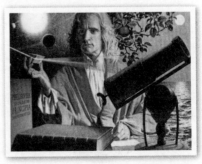

牛顿

"看"，更需要"想"。

眼睛所看到的只是现象、素材，只有再通过脑子进行思考加工才能获得有价值的认识。对于无论是稍纵即逝还是习以为常的事物现象，都要始终保持观察的敏锐性，并能"见人之所共见，思人之所未思"。惟此，才能有所发现、不断创新。

其实，在日常生活中，会有各种各样的事情发生，其中或有意外或偶然或反常的事情发生；另外，我们自己的头脑中也会突然冒出一些新奇的想法。此时，抓住偶然、擦亮火花、注意观察、深入思考，必有所获。

唐代一位僧人说人生有三重境界：看山是山，看水是水；看山不是山，看水不是水；看山还是山，看水还是水。

"看山是山，看水是水"，这是认识世界的第一步，一切都是新鲜的、陌生的，眼睛看见什么就是什么，是粗浅表面的认识。

"看山不是山，看水不是水"，随着阅历增长，对世界的认识也就有了变化，不再简单表面的看待的事物，而是用心、用脑去认识这个世界，会有自己的观点。

"看山还是山，看水还是水"，经过了深入的思考和探索，终于真正看透并把握了事物的核心内涵，融会贯通，符合客观，回到了事物应有的本质本源，这是观察认识事物的最高境界。

一、“看”的机遇创新

机遇常常来自于观察。科学技术的大量事实说明，机遇在科学创造中有着重要的作用，能为新学科、新技术的研究发明提供线索和引导。观察力敏锐的人在观察时能在一般人看不出问题的地方看出问题，能注意收集细节，能善于捕捉机遇并跟踪追击。

1. 谢皮罗现象

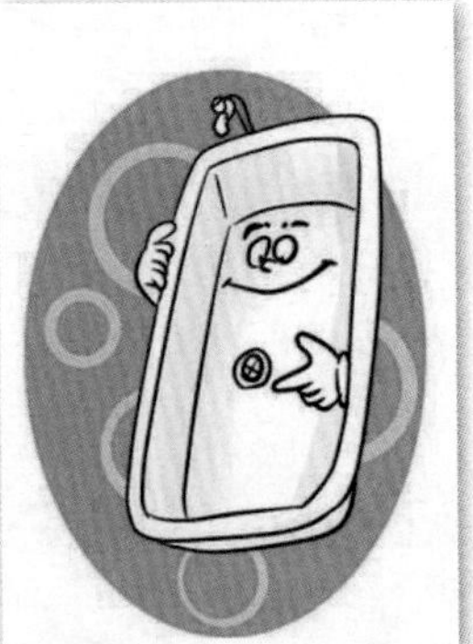

美国麻省理工学院机械工程系主任谢皮罗教授敏锐地注意到每次放洗澡水时，水的漩涡总是逆时针旋转的！

谢皮罗紧紧抓住这个问号不放，他设计了一个碟形容器，里面灌满水，每当拔掉碟底的塞子，碟里的水也总是形成逆时针旋转的漩涡，这证明放洗澡水时漩涡朝左并非偶然，而是一种有规律的现象。

1962 年，谢皮罗发表论文，认为水漩涡与地球自转有关，如果地球停止自转的话，拔掉澡盆的塞

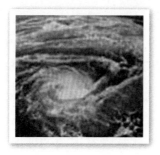

子，水不会产生漩涡，由于地球是自西向东不停地旋转，而美国又处于北半球，所以洗澡水总时逆时针方向旋转。谢皮罗由此推论，北半球的台风同样是朝逆时针方向旋转的，其道理与洗澡水的漩涡是一样的。他断言，如果在南半球，则恰好相反，洗澡水将会按顺时针形成漩涡，在赤道则不会形成漩涡。

谢皮罗的论文发表后，引起各国科学家的莫大兴趣，纷纷在各地进行试验，结果证明谢皮罗的论断完全正确，此后，这一现象被命名为谢皮罗现象。依据这一现象，可用于研究飓风、龙卷风、海流的形成和运动。

2. 弗莱明发明青霉素

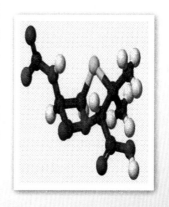

1928 年 9 月 15 日，亚历山大·弗莱明发明了青霉素，这使他在全世界赢得了 25 个名誉学位、15 个城市的"荣誉市民"称号以及其他 140 多项荣誉，其中包括诺贝尔医学奖。

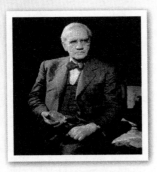

弗莱明

弗莱明两次在实验室里获得的意外发现，使他从一个穷苦农民的儿子成长为卓越的细菌学家。第一次是1922年，患了感冒的弗莱明无意中对着培养细菌的器皿打喷嚏，之后发现，在这个培养皿中，凡沾有喷嚏黏液的地方没有一个细菌生成。随着进一步的研究，弗莱明发现了溶菌酶——在体液和身体组织中找到的一种可溶解细菌的物质。他以为这可能就是获得有效天然抗菌剂的关键，但很快就被否定：因为这种溶菌酶只对无害的微生物起作用。1928年运气之神再次降临。在弗莱明外出休假的两个星期里，一只未经刷洗的废弃培养皿中长出了一种神奇的霉菌。他又一次观察到这种霉菌的抗菌作用——细菌只出现在这种霉菌以外的部位。经进一步试验证实，这种霉菌液还能够阻碍其他多种病毒性细菌的生长。

之后，弗莱明紧追不舍，攻克一道道技术难关，同众多持怀疑态度的人展开长期不懈的斗争，最终取得了胜利——青霉素的发明成为20世纪医学界最伟大的创举。由青霉素开启的抗生素，使祸害人类几千年的细菌性感染疾病在很大程度上得到了控制，人类的寿命发生了一个飞跃，平均寿命从过去不到 50 岁发展到 80 年代的 70 多岁。

3. 伦琴发现"X 射线"

"X 射线"也就是"伦琴射线"，现代医学用它来透视人体，借以显示骨骼或内脏的结构，找出异常现象，便于诊断疾病。在没有发现"伦琴射线"之前，医生治疗只能靠问一问、听一听、看一看、摸一摸等表面的诊断办法。但有许多病因生在体内，是摸不到也看不见的。而"伦琴射线"为医生添了一双能透视人体的眼睛，这在医学上确是个了不起的跃进。

"伦琴射线"的发现同样源自于偶然。

1895 年的一天，德国科学家威廉·伦琴用阴极射线放电管做试验时，偶然将一包密封在黑纸里的、未曾曝光的照相底片放在了试验桌上。后来当他把底片显影时，发觉它已经曝光了。对一般人来说，会漫不经心的认为是什么不小心给曝光的。可伦琴的习惯是凡事都非常认真，他要寻找底片曝光的原因。试验发现，

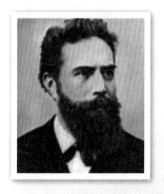

伦琴

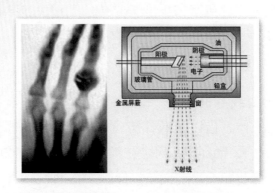

第一张人手 X 光照片　　　　X 射线管的结构

即使用一张硬纸板将密封的照相底片挡住，依然会曝光。他断定阴极射线放电管肯定发出了一种虽然看不见、但又有很强穿透力的射线。经反复地实验，伦琴发现这种未知的射线能够透过人的衣服、皮肉、骨骼，并取名为"X 射线"。人们为了纪念伦琴的伟大贡献，又称"X 射线"为"伦琴射线"。

二、"看"的由表及里

观察力是思维的触角,它将引导人们从现象乃至某些隐蔽的细节中探索事物的本质。不要停留在表面,一定要透过现象、由表及里、跟踪追击,才能有新的发现、新的收获。

1.工程师和逻辑学家的区别

美国的一位工程师有个逻辑学家的好朋友。一次,两人相约赴埃及参观著名的金字塔。到埃及后,有一天,逻辑学家在宾馆休息,而工程师则独自在街头闲逛。

在街上,工程师看到路边蹲着个老妇人,面前放着一只黑色铸造的猫,标价 500 美元。老妇人说,这只猫是祖传宝物,猫眼是两颗珍珠镶的,因孙子病重,不得已才出售。

工程师用手一举猫,发现猫身很重,似乎是用黑铁铸造的,便说:"我在旅游,猫身太重,不便携带,给你 300 美元,就买两只猫眼吧。"

老妇人想了一下,点头同意了。

工程师高高兴兴地回到了宾馆,对逻辑学家说:

"我只花了300美元竟然买下两颗硕大的珍珠。"

逻辑学家一看这两颗大珍珠，少说也值上千美元，便问朋友是怎么一回事。当工程师讲完缘由，逻辑学家忙问："那位妇人走了没有？"工程师回答说："她还在那里呢，想卖掉那只没有眼珠的黑铁猫。"

逻辑学家听罢，立即跑到街上，给了老妇人200美元，把猫捧了回来。

工程师感到不解，嘲笑道："你呀，花200美元买个没眼珠的黑铁猫。"

逻辑学家却一声不吭地坐下来仔细地察看这只铁猫。突然，他拿起小刀使劲刮铁猫的脚，不一忽儿，刮痕下居然露出了黄灿灿金色。他高兴地大叫起来："正如我所想，这猫是金子做的。"

原来，当年铸造这只金猫的主人，怕金身暴露，便将猫身涂满了黑漆，俨然一只铁猫。对此，工程师既后悔又奇怪。逻辑学家得意地嘲笑他说："你虽

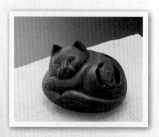

然知识渊博，可就是缺乏一种思维的艺术，分析和判断事情不全面、不深入。你怎么不想一想，猫的眼珠既然是珍珠做成，那猫的全身能

是不值钱的黑铁所铸吗？"

我们知道，事物之间都是有联系的，通过缜密的逻辑思维，就能分析其内在的关联，透过现象看本质，发现真相。

2. 扁鹊三兄弟的区别

魏文王问名医扁鹊说："你们家兄弟三人，都精于医术，到底哪一位医术最好呢？"

扁鹊回答说："大哥最好，二哥次之，我最差。"

文王再问："那么为什么你最出名呢？"

扁鹊答说："我大哥治病，是治病于病情发作之前。由于一般人不知道他能在事先铲除病因，所以也就搞不清楚他的本事在哪里，只有我们家里的人才知道；我二哥治病，是治病于病情刚刚发生之时。一般人以为他只能治轻微的小病，所以他只在我们附近的村子里才小有名气；而我扁鹊治病，是治病于病情严重之时。一般人都能看到病人的明显症状，甚至危在旦夕，居然被我手到病除给医好了，无疑认为我的医术最高明，因此相互传播，

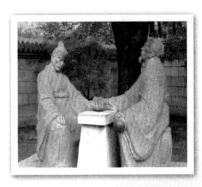

名气响遍全国。"

扁鹊三兄弟的故事同样说明：由表及里、层层深入，才能把握事物的本质、抓住关键，达到最高境界。

3. 看到画面之外

1866 年，一个衣荷华州的农民望着紧挨他的田边，正在修建的横跨美洲大陆的铁路，看见铺好的铁轨和驶过的火车，他想，所谓铁路不过就是铁轨和火车。

然而，他没有想到：有了铁路和火车，人们在一星期之内就可以从东海岸到达西海岸。那么，一方面，他的产品便能更快地得到更多的市场，另一方面，外地的产品也可以很快地运达本地——竞争由此会加剧；同时，交通方便了，不同地域的人们可以相聚、可以结婚。所以，一些原来办不到或很难办的事变得容易了，很多想不到的事情就会冒出来，社会和生活因此而变化。

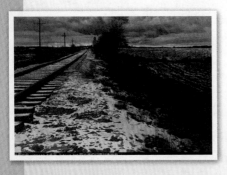

如果眼睛里只看到能看到的事物，不会想象联想，那么他会失去机会，变得很被动、很无奈。

三、"看"的求同辨异

世界上的万事万物，千奇百怪、五花八门，似乎难以去认识和研究，求同辨异是很有用的方法。

"异中求同"就是要找到事物的共同之处，将具有共性的事物归类，这样就可以通过同类中的个体来认识和研究此类事物；"同中求异"是在看似相同的事物中研究其差别、特征，从中得到新的认识和发现。比如，世界上的生物，根据共性可分两大类——动物和植物；化合物可分两大部分——有机化合物和无机化合物；人类，按性别可分男人和女人，按年龄可分老年人、中年人、青年人和儿童，按肤色可分白色、黑色、黄色和棕色人等。但是，对于每一门类，可再根据其不同的特征差异进一步细分，直至能区分出每一个单独的个体。

通过观察的求同辨异，能使我们更好地认识和改造客观世界，并由此激发了许多发现和发明。

1. 西瓜皮与香蕉皮

有些人不讲文明，乱丢西瓜皮和香蕉皮，结果有人不小心踩着被滑倒摔跤了。对此，人们通常想到的是该批评那不讲文明的人。但是，有人却对踩西瓜皮摔跤和踩香蕉皮摔跤做了研究，分析其同异之处，结果获得了挺有意思的发现和发明。

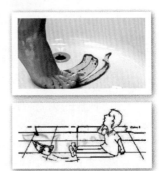

求同：西瓜皮与香蕉皮，不小心踩着了都会让人滑倒摔跤，同样摔个四脚朝天，屁股很疼。

求异：西瓜皮摔跤的机理是——西瓜皮含水多，脚一踩后会压出水分，与地面之间起润滑剂作用，摩擦系数变小，滑而摔跤；香蕉皮摔跤的机理是——香蕉皮是层状结构，层与层之间的摩擦系数小，是它自身容易相对滑动而让人摔跤的。

同中见异：玻璃与冰都是光滑透明、质地脆硬，但玻璃不能滑冰，冰上才能滑，这是因为冰刀滑动时，玻璃仍是干巴巴的，而冰会融出水作润滑剂。

异中求同：既然层状结构有相对滑动的特性，那么与香蕉皮类似的物质便可作为固体润滑剂——由此找到了二硫化钼作为新型的优质固体润滑剂。

2. 天花与牛痘

爱德华·热纳是 18 世纪英国一位乡村医生，是他以敏锐的观察，在同样遭遇天花传染的人群中却有独善其身、不受感染的特例，便跟踪研究、深入分析，由此发明了种牛痘免疫天花的方法，从而拯救了无数人的生命。人们塑像纪念他，并称他为"人民的恩人"。

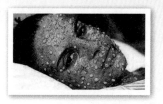

天花病人

天花是最早被人类记载的烈性传染病。早在3000多年前的古埃及时代，就曾留下了天花流行的痕迹。18世纪时，天花在欧洲的流行了数十年，导致6000万人的死亡。在当时，欧洲幸存下来的人平均每5人中就有一位是"麻脸"。不仅是平民，许多皇族权贵人物也逃不过天花瘟神的黑手。所有医院对天花束手无策，人们只好听天由命，祈求上帝保佑。在随后的几百年间，天花的数次大流行夺去了欧洲3亿人的生命，而20世纪所有的大战死亡人数最多几千万，还不及因患天花死亡人数的1/3。小小的病毒，给人类带来的打击是致命的。

1775年，热纳对大量病例的分析发现，在天花肆虐之处，从不见那些挤奶女工会感染得病！他敏锐地感到其中必有玄机，便立即进行调查，发现她们都有一个

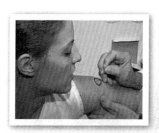

接种牛痘

共同的特性：在挤奶时感染得过牛痘。于是热纳开始对牛痘发生了兴趣，研究接种牛痘对免疫天花的作用。1798年热纳为两个孩子接种牛痘，果然他们从此对天花有了抵抗力。于是他把自己长期艰苦研究观察的结果公之于众，还给牛痘起了拉丁文名字，开始普及。后来又通过法律，将其制度化免费执行。

1977年天花从地球上被消灭了，这是热纳善于发现差异，为人类健康作出巨大贡献的发明，是观察研究中成功的范例。

3.四种基本血型

当有人因病而必须接受输血治疗时，首先得感谢20世纪初期的一项杰出科研成果：将人类的血液区分为四种基本类型，即A型、B型、AB型和O型。这一成果，同样是得益于"同中求异、异中求同"的观察和分析归纳。

早先，那些失血过多的病人常常面临死亡的威胁，因为医院还没有输血治疗。

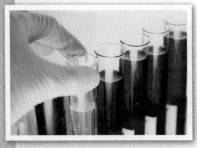

1881年11月，英国妇产科医生勃兰台尔大胆地将一位健壮男子的血输给一位大失血的产妇，结果获得了成功，同年12月22日，勃兰台尔医生

在英国伦敦医学年会上做了人与人之间输血成功的第一个报告。但在随后的临床治疗中，有的人因接受输血治疗而获得了健康，有的人却因接受输血治疗而加速了死亡。

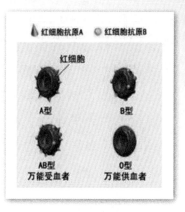

四种血型

开始，人们试图从种族、民族及血缘关系上去解释上述现象，但很快发现，即使是在亲属之间输血，同样也存在生死之别。

那么，这种差异究竟是怎么产生的呢？

首先，一位年轻的奥地利医生兰德斯坦纳博士猜想，看似相同的血液实际上可能存在有某种差异，由此而影响不同类型的血液互相包容、和平共处。于是，兰德斯坦纳对不同个人的血液作相互融合试验，观察发现并证实人类的血型确有几种类型。其后又有别的医生进行了类似的试验研究。

直至1907年捷克医生杨斯基对血型做了进一步的类型归纳，提出A、B、O血型系统的概念。再后，国际上就把人类的4种基本血型命名为A、B、O和AB型。在此基础上，人们很快确定：A型血者可接受 A 型和 O 型两种血液的输入，B 型血者可以接受 B 型和 O 型两种血液的输入，O 型血者只能接受 O 型血的输入，AB 型血者可以接受任何一种血型的输入。从此，输血术就成为一种重要的治疗手段，为挽救无数人的生命，减少无数人的痛苦作出了贡献。首先为血型分类的兰特斯坦纳因此而荣获 1903 年诺贝尔生理学及医学奖金。

4.试试你的敏锐性

(1) 找相同：在右图中含有一个与左图一样的箭头，能找得到吗？

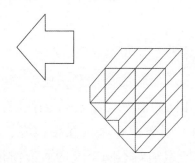

(2) 从下图中挑出一个与众不同的图形。

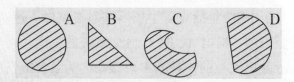

(3) 图中有哪两个画是一模一样的呢？

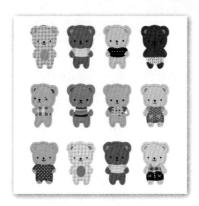

(4) 图中能看出几张脸？

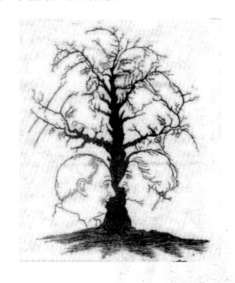

四、"看"的联想类比

大千世界的万事万物，看似千姿百态，各不相同，也好像各不相干。但任何物体，都由最小的基本粒子所组成；任何事情，都是在同一个地球上发生的。那么，它们之间必然有相互联系、相互影响，也必然会有一定的相同或相近之处。我们有很多发现、发明和创造，就是从一种事物观察到的现象受到启发，联想并应用至另外的物体而产生的。

1. 类比借鉴启迪的发明

(1)"聪明"的野猪

第一次世界大战期间，1915 年 4 月 22 日，德军在比利时的伊普雷战役中使用了 180 吨的液态氯气（毒气）攻击对方阵地，致使英法联军的 15000 人中毒，5000 多人丧命。同时，大量野生动物也难逃厄运、中毒致死。但令人惊奇的是唯有野猪却安然无恙。这一现象引起了英法联军的极大兴趣，他们派出最优秀的化学家深

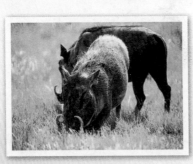

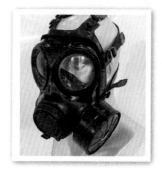

入实地考察研究。通过反复调查，发现野猪特别喜欢用嘴巴拱地，当它们嗅到强烈的刺激味时，常用拱地来躲避刺激。后经过进一步分析认为：正由于它们在拱地时，松软的土壤颗粒吸附和过滤了毒气，才使野猪幸免于难。根据这一原理，化学家首先找到了既能吸附有毒物质，又能畅通空气的木炭，而后很快设计制造了世界上首批防毒面具。

(2) 荷叶启发防水涂料新发明

美国《科学美国人》网站报道：受荷叶的启发，科学家发明了一种简单廉价的方法，能够制成具有独特防水特性的合成涂层。

我们在下雨天所穿的雨衣之所以能不湿是因为织物上的特殊涂层能防止雨水渗入纤维。通常认为，涂层表面越光滑，水珠就越容易滑落，其防水能力也越强。

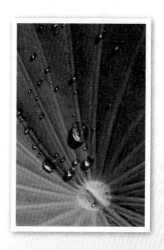

实际上，荷叶的表面并不是非常光滑的，在显微镜下，它是一种类似于海绵或

鸟巢的孔状组织。由于这种孔状组织的缝隙中充满了空气，这就相当于在荷叶的表面分布了一薄层空气，从而将水阻挡隔开，起到防水作用（具有疏水性）。土耳其科贾埃利大学的研究人员试验发明的方法可以将聚丙烯（一种应用很广的普通塑料）改造出与荷叶表面相似的疏水性涂层，其防水能力堪与荷叶媲美。

目前在应用中的超强疏水性涂层一般都需要昂贵的材料，而且使用时还很麻烦费劲。所以，研究人员表示要多谢荷花："我们通过模拟自然找到了一个简单的方法来解决技术难题。"

2. 蛛丝马迹的贡献——破译痕迹密码

任何现在和过去的事物都会留下痕迹，只是有的短暂而不明显，有的持久而明显。任何痕迹都存储着信息，它不仅帮助人们了解过去，也有助于展望未来。抓住蛛丝马迹进行观察思考，就会有出人意料的发现。陨星在天空中留下的痕迹，给科学家带来宇宙深处的消息；飞机在高空留下白色痕迹，显示出航线上气流的特点和飞机飞行的情况；光碟上肉眼看不见的痕迹，为我们记录保存下了文字、图片、音乐和影像……

我们远古的祖先就懂得观察和利用痕迹，如跟

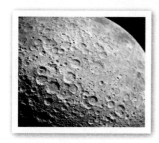
小天体撞击月球后可形成环形山

随野兽的踪迹来捕获猎物、寻找水源等。天长日久，人类在寻找和解读痕迹方面已积累了不少经验。目前，痕迹在很多领域和工作中受到关注并应用，诸如古生物学、考古学、罪行调查学、语言学、地理学、人种学、物理学、天文学、艺术学、医疗、侦察员、猎人、旅行家，等等。

通过痕迹密码的解读，既可以帮助人们去研究了解广袤的宇宙、久远历史；也可以让我们抓住变化无常、稍稍纵即逝的瞬间变化。

月球可谓"宇宙痕迹博物馆"，其表面曾屡受巨大陨石的撞击。到今天，月面平均每平方公里每小时还有三个拳头大小的陨石和许多碎陨石坠落。每一次陨石的冲击都不可避免地在月球表面留下痕迹——环形山。由于月球上没有水和空气，所以宇宙轰击的痕迹可以保留很久。科学家们早已开始对它们进行研究，通过这些研究，得到了许多有关月球的昨天和今天的有趣资料。美

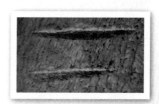
远古化石上的石刃痕迹

国的"阿波罗计划"，对月球的痕迹研究做出了很大贡献。

考古学家、地理学家都可以从古代岩石、化石等痕迹上去探求地球、气候、生物、人类的演变与进化；我们在前面也已介绍过借助痕迹，可用于侦查破案；借助痕迹，可开展现代高能物理的研究等。

毫无疑问，痕迹为我们提供了无限的想象和联想空间，为发现发明铺路搭桥。

3. 相互关联与间接观察

间接观察之所以可行，其基础就在于事物之间存在的相互关联性。

大家都知道，外界有温度或湿度变化时，物体会作出相应的反应，如热胀冷缩、颜色变化。利用这一特性，就能从物体的体积、颜色变化反过来去判断物体的温度或湿度状态。比如温度计、变色杯就是通过体积和颜色的变化来间接观察物体的温度；变色窗帘则可以从颜色图案变化来预知天气。

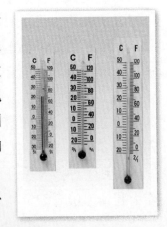

美国总统奥巴马上台

后，提出了建设物联网的人类科技发展新战略，由物联网就能进一步建设智慧地球——让我们的地球变得聪明而有智慧。实现智慧地球主要有三个环节：一是深度感知——对任何事物的状态都能随时随地的了解、掌握；二是互联互通——让所有信息能发到网上，全球畅通；三是智能决策——根据信息，对需要关注的事物自动进行管理控制。比如说智慧医疗，体现我们身体健康状况的多种指标就不用专门去医院检查检测了，预先巧妙隐藏在衣服、鞋子里的传感器（可穿戴设备）会像侦查员一样去获取需要监控的健康信息，之后便无线发射到互联网，随后则由你的健康中心的智能系统来分析这些信息，判断你现在的身体状况，一旦发现异常，就

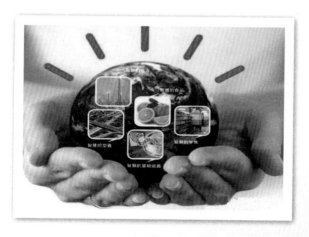

智慧地球

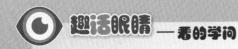

会立即报警和处理。

　　构建智慧地球的基础是要能及时准确地了解信息，这就要用大量的传感器去采集信息。传感器的发明就源自于事物之间的互相关联性，可以通过间接的方式进行观察了解。

五、"看"的分析归纳

对观察所得的信息材料，要随时记录，并不断地进行分析比较，归纳总结，从中找出其特征、规律和相互关联性，日积月累，就会提升观察的水平，扩大观察的成果。

1. 习惯动作与个性特征

有人观察了许多人的下意识动作或习惯性动作，并与此人的个性特征相联系，得到了由习惯动作来初步判断个性行为的参考规则：

(1)喜欢眨眼：这种人心胸狭隘，不太能够信任。如果和这种人进行交涉或有事相托时，最好直截了当地说明。

(2)习惯盯着别人看：代表警戒心很强，不容易表露内心情感，所以面对他们，避免出现过度热情或是开玩笑的言语。

(3)喜欢提高音量说话：多半是自我主义者，对自己很有自信，如果你认为自己不适合奉承别人，最好和这种人别太接近。

(4)穿着不拘小节：也代表个性随和，而且面对人情关系时容易妥协，所以有事情找他们商量时，最好先套近乎，再谈正事会容易一些。

(5)一坐下就跷脚：这种人充满企图心与自信，而且有行动力，下定决心后会立刻行动。

(6)边说话边摸下巴：通常个性谨慎，警戒心也强。

(7)将两手环抱在胸前：做事非常谨慎，行动力强，坚持己见。

2.学会分析推理

福尔摩斯善于将观察到的现象作分析推理，迅速作出出乎意料但又合乎逻辑的判断，让人折服。

华生医生初次见到福尔摩斯时，对方开口就说："我看得出，你到过阿富汗。"

华生感到非常惊讶。后来，当他想起此事的时候，对福尔摩斯说道："我想一定有人告诉过你。"

"没有那回事。"福尔摩斯解释道，"我当时一看就知道你是从阿富汗来的。"

"何以见得？"华生问道。

"在你这件事上，我的推理过程是这样的：你具有医生工作者的风度，但却是一副军人的气概。那么，显而易见你是个军医。

"你脸色黝黑，但是从你手腕黑白分明的皮肤来看，这并不是你原来的肤色，那么你一定刚从热带回来。

　　"你面容憔悴，这就清楚地说明你是久病初愈而又历尽艰苦的人。

　　"你左臂受过伤，现在看起来动作还有些僵硬不便。试问，一个英国的军医，在热带地区历尽艰苦，并且臂部受过伤，这能在什么地方呢？自然只有在阿富汗。

　　"所以我当时脱口说出你是从阿富汗来的，你还感到惊奇哩！"

　　这就是福尔摩斯卓绝的逻辑推理能力，从华生医生外在所显露的种种蛛丝马迹，顺藤摸瓜地推论出看似不可思议的答案。

六、"看"的自我调整

观察的收获效果，当然与观察的方法和思考密切相关，但其基础是与观察者的心态和知识储备密切相关，需要不断学习，自我调整。

1.积极心态，师法万物

生活中的美无处不在，要想看见这些美，就要有一颗积极向上、活泼开朗的心。如果你整日心情急躁，烦恼不断，又怎能找到这生活中离你近在咫尺的美呢？

所以，拥有一颗积极向上，活泼开朗的心吧。它能让你发现生活中的美，让你快乐每一天！

人称"万物静观皆自得，世事洞明皆学问"。《围炉夜话》中说：观赏红霞时，领悟到它明亮而又灿烂的生命；观赏白云时，欣赏到它卷舒自如的美丽姿态；观赏山岳时，体会到它灵秀高峻的气概；观看大海时，领悟到它的浩瀚无边。因此，只要用心体会，那么天地之间无处不是好文章。面对翠竹时，能学习到高

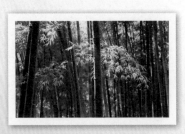

风亮节的风范；面对菊花时，能学习到无惧秋风的品格；面对松柏时，能学习到拼搏逆境的精神；而面对芷兰香草时，能学习到幽远芬芳的

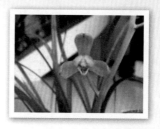

意境，那么在游玩与观赏之中，处处足以启发我们的心灵，处处都是良师益友。

我们身边的一切都值得我们去认真体会与感悟，惟其如此，才能产生无穷的智慧，超人的力量。这也就是老子所说的"师法万物"。

2. 一缸鱼和四个人

在一列国际车上，有一位德国人、日本人、美国人和法国人在一起旅行。途中上来一位端着鱼缸的旅客，缸中鱼种甚为罕见。大家对这种鱼都很好奇。

德国人问："您能告诉我这鱼的名称吗？它在生物学上是什么类别，有什么习性？"

日本人问："请问这种鱼我们国家能不能引进，在日本的气候、水温、水质条件下，这种鱼能不能生长？"

美国人问："你的鱼是不是从美国弄来的？因为只有美国才可能有这样奇特的鱼。"

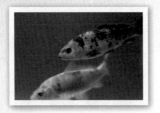

法国人问："你能不能把鱼卖给我。我想在我的卧室里养这样一缸鱼，我的女朋友一定会兴奋不已。"

数年后，德国人出版了关于这种鱼的经典著作，并建立了一整套相关学科，开发了这种鱼的转基因品种。

日本人已经建成了大规模的养殖基地，并占领了高份额的全球市场。

美国人呢，因为最先注册了相关的专利和商标，并制定出一系列的行业标准，在这个方面获利不菲不说，还经常以违背了有关规定为由制裁别的国家。

法国人则利用这种鱼开发出了独特的艺术，以此吸引全世界大量的游客。

由此可见，不同的身份经历、知识和文化背景的人，对同一事物会有不同的视角和联想。所以多学习、多积累，只有在丰富的知识土壤里，才能让观察之树茂盛，结出丰硕成果。

3. 感知的七个规律

人的感知能力并非一朝一夕所能养成的，需要长期坚持、多方实践、不断总结而逐步提升的。有人总结的七个感知规律，值得关注学习。

(1)强度律。对被感知的事物，必须达到一定的强度，才能感知得清晰。一般人对雷鸣电闪是容易感知的，因为它的感知强度很高，而对于昆虫的活动，如对蚂蚁行走的声音就难以觉察。因此，在实践中，要适当地提高感知对象的强度，并要注意那些强度很弱的对象。

(2)差异律。这是针对感知对象与它的背景的差异而言的。凡是观察对象与背景的差别越大，对象就被感知得越清晰；相反，凡是对象与背景的差别越小，对象就被感知得越不清晰。例如，万绿丛中一点红，这点红就很容易被感知。鹤立鸡群，也是属于这类情形。但是在白幕上印颜色很淡的字，则就不容易辨认。

(3)对比率。凡是两个显著不同甚至互相对立的事物，就容易被清楚地感知。因此，在观察中要善于用对比的方法，把具有对比意义的材料放在一起，甚至还可以制造对比环境。例如，观察的高矮对比、色彩对比、快慢对比。

(4)活动律。活动的物体比静止的物体容易感知。魔术师用一只手做明显的动作吸引观众的注意力，而另一只手却在耍手法以达到他的目的。所以，在观察中要善于利用活动规律，达到观察目的。

(5)组合律。心理学的研究告诉我们，凡是空间上接近、时间上连续、形式上相同、颜色上一致的观察对象容易形成整体而为我们清晰地感知。因此，在实际观察中，要把零散的材料或事物，按空间接近、时间连续、形式相同或颜色一致的形式组合起来进行观察，从而找出各自的特点。例如，在一堆乱物件中选大小相差不远，颜色相近的若干件，排列起来比较，就可看出彼此的特点和差异。

组合律，要求在观察中根据事物的特点进行适当的组合、编排，形成系统，分门别类。

(6)协同律。指在观察过程中，有效地发动各种感知器官，分工合作，协同活动，这样可以提高观察的效果，也指同时运用强度、差异、对比等规律去观察对象。17世纪捷克著名教育家夸美纽斯就曾要求人们尽可能地运用视、听、味、嗅、触等感官进行感知。我们学习要做到"五到"，就是眼到、耳到、口到、手到和心到，目的是要通过多种感知的渠道，提高观察的效力。

(7)养成持久的观察习惯。贝弗里奇说："培养那种以积极的探究态度关注事物的习惯，有助于观察力的发展。在研究工作中养成良好的观察习惯比拥有大量的学术知识更重要，这种说法并不过分。"一个人有了持久的观察习惯，他能克服观察过程中所遇到的各种障碍和困难，把观察进行到底。而观察力也就是在这种"锲而不舍"的过程中得到锻炼和提高。

参考答案：

（1）

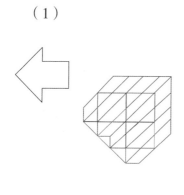

（2）A 是唯一由一根曲线构成的图形；B 是唯一全部由直线构成的图形；C 是唯一由两根曲线构成的图形；D 是唯一由曲线和直线构成的图形。

（3）共有 10 个头像

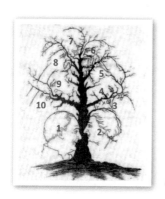

（4）2 与 11 相同

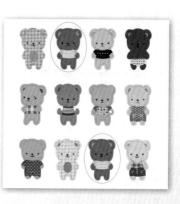

图书在版编目（CIP）数据

趣话眼睛——看的学问/袁伯伟主编.—武汉：长江出版社,2014.4
（开启创新路 放飞中国梦）
ISBN 978-7-5492-2581-1

Ⅰ.①趣… Ⅱ.①袁… Ⅲ.①眼—少儿读物 Ⅳ.①R322.9-49

中国版本图书馆 CIP 数据核字(2014)第 062682 号

趣话眼睛——看的学问　　　　　　　　　　　　　　　　　　　　　　袁伯伟 主编
责任编辑：贾茜
装帧设计：蔡丹
出版发行：长江出版社
地　　址：武汉市解放大道 1863 号　　　　　　　　　　　邮　　编：430010
E-mail:cjpub@vip.sina.com
电　　话：(027)82927763（总编室）
　　　　　（027)82926806（市场营销部）
经　　销：各地新华书店
印　　刷：武汉美盈风谷印刷有限公司
规　　格：880mm×1230mm　　　　1/32　　　5.25 印张　　　120 千字
版　　次：2014 年 4 月第 1 版　　　　　　　　2014 年 12 月第 1 次印刷
ISBN 978-7-5492-2581-1
定　　价：22.00 元